PLUS JAMAIS D'ENFANTS MALADES

DU MÊME AUTEUR
aux Éditions Albin Michel

SOIGNEZ-VOUS PAR LA NATURE
TRAITÉ DE NATUROPATHIE PRATIQUE
Causes, soins diététiques et nutritionnels
Biothérapies dans les diverses maladies

SUPER-RÉGÉNÉRATION
PAR LES ALIMENTS MIRACLES

FOLIE ET SAGESSE
DES MÉDECINES NATURELLES

ROBERT MASSON
Naturopathe

PLUS JAMAIS D'ENFANTS MALADES

Guérir rapidement toutes les maladies infantiles par la diététique individualisée

Préface du docteur Féjan
Directeur du Département Naturothérapie de la Faculté de médecine de Bobigny (Paris-XIII)

Albin Michel

22, rue Huyghens, 75014 Paris

ISBN 2-226-02051-9

sommaire

préface

Le titre de cet ouvrage, volontairement provocant : « Plus jamais d'enfants malades » *souligne beaucoup plus un espoir qu'une affirmation !*

Ce titre néanmoins a le mérite de mettre l'accent sur l'importance capitale de l'alimentation en matière de santé.

Existe-t-il une science de la nutrition ?

Certes non, car la diététique classique s'essaye à comprendre les règles de l'alimentation au laboratoire, en réduisant la complexité fonctionnelle et métabolique d'un organisme humain à quelques réactions chimiques constatées en éprouvette ! C'est de ces expériences in vitro *d'un autre siècle qu'est issu le dogme du calorisme : chaque aliment a une valeur calorique et chaque organisme pour fonctionner a besoin de tant de calories. En fait, l'organisme ne fonctionne pas uniquement comme une chaudière, beaucoup d'autres variables interviennent, qui ne sont pas prises en compte par la nutrition et la diététique actuelles.*

Le raisonnement sur le calorisme est juste, mais il repose malheureusement sur des prémisses fausses, quand elles postulent que la gestion énergétique de l'organisme est identique pour tous les individus. Il est pourtant aisé de comprendre que chaque personne, en fonction de son biotype, métabolise d'une manière différente une même quantité de calories. Malgré certains excès, le type nerveux ne grossira pas ou peu, alors qu'un type flegmatique ou lymphatique accusera rapidement une nette surcharge pondérale. Non seulement les variations interindividuelles sont à prendre en compte, mais également l'état physique du sujet et les conditions du milieu au moment de l'ingestion : la fatigue, la saison et la température ambiante, le type d'activité physique au moment de l'expérience, l'intégrité fonctionnelle de son organisme et plus particulièrement de son système gastro-intestinal, de son mode de réaction aux stress, etc.

Une démarche réellement scientifique implique la prise en

compte de toutes ces variables, et la naturothérapie s'efforce au maximum d'en tenir compte, pour éviter en matière d'alimentation le sophisme des théories diététiques précédentes.

La démarche « qualitative » de la diététique actuelle est tout aussi contestable que les applications de sa théorie calorique ou « quantitative » que nous venons d'aborder. En effet, soutenir que l'organisme a besoin, pour son économie interne, de protides, lipides et glucides, de sels minéraux, de vitamines... est juste, mais en fixer pour tous le même pourcentage ou le poids, en laissant de côté les variables que nous avons précédemment énoncées, ne paraît pas très scientifique et pour le moins surprenant.

L'approche scientifique condamne donc le chercheur à individualiser au maximum les phénomènes qu'il observe et les conclusions qu'il en tire.

C'est à ce niveau d'exigence que tente de se situer le naturothérapeute dans ses évaluations diagnostiques et ses prescriptions thérapeutiques.

A ce moment de notre exposé, certains lecteurs pourraient penser qu'il suffit de manger sainement, en quantité et qualité, selon les impératifs que nous venons de définir, pour qu'une alimentation soit considérée comme correcte. Eh bien non ! car le mélange de catégories d'aliments participe pour une part non négligeable à la pathologie digestive, et par extension à une pathologie plus générale.

Shelton a mis l'accent sur les problèmes qui résultent des mauvaises combinaisons alimentaires lors d'un repas. Son enseignement a été érigé en dogme, sectarisé et déformé à telle enseigne que des points positifs développés par Shelton ont in fine *engendré des inconvénients notoires.*

L'euristique de la médecine naturothérapique est telle, qu'à côté de l'arsenal de ses nouvelles techniques : méthodes Kousmine, Nolfi, l'anopsothérapie, etc., se développe l'eutynotrophie spécialisée dans les réglages alimentaires.

Cette technique, très affinée et performante sur le plan clinique, remplit les conditions d'une discipline scientifique dans ses impératifs de reproductibilité ! Ces hypothèses sont d'autant plus conformes aux faits observés qu'il est possible, en replaçant dans l'ordre les séquences alimentaires telles qu'elles étaient avant guérison, de redéclencher à la commande, à un moment déterminé la pathologie initiale avec la même intensité.

Les fondements de cette nouvelle approche scientifique de la nutrition, l'eutynotrophie, nous les devons aux expérimentations de Robert Masson. Cette technique marque une étape importante dans ses recherches que beaucoup de fondamentalistes nutritionnistes pourraient lui envier.

C'est à la qualité de son travail que ce naturopathe « mutant » doit de participer à l'enseignement des médecins, à la faculté de médecine de Paris-XIII, qui seront naturothérapeutes après examens au terme de trois ans d'études.

La médecine naturothérapique issue à son origine de la naturopathie classique marque une telle évolution depuis 1981, en faculté de médecine, qu'elle est à même d'assurer sa propre identité, en se distinguant de la naturopathie empirique et traditionnelle par sa rigueur scientifique, le caractère novateur de ses concepts, la précision de sa terminologie...

Son succès, elle le doit en partie à la collaboration avec de trop rares naturopathes reconnus qui ont su se plier à la discipline universitaire et à ses exigences en matière de santé. Malgré tout la naturopathie classique garde des adeptes malgré son aspécificité : emprunts à d'autres techniques de médecines naturelles, par exemple phytothérapie, aromathérapie, homéopathie, ostéopathie, etc. Ses caractéristiques figées nostalgiquement dans le traditionnel sont également des valeurs, mais qui sont récusées par la naturothérapie moderne soucieuse de se donner les moyens de la méthodologie scientifique au service de sa finalité qui la distingue également de toutes les autres conceptions médicales existantes : l'étiothérapie, c'est-à-dire le traitement des causes d'une maladie, quelle qu'en soit la nature.

Dans cette perspective, l'eutynotrophie, par ses réglages alimentaires, représente un moyen important d'agir sur les conséquences insidieuses et graves de la pathologie d'origine alimentaire.

Cette pathologie trop méconnue est importante, puisse la lecture de cet ouvrage vous en convaincre, dans votre propre intérêt, comme dans celui de vos proches.

Dr René FÉJEAN
Chef du département
de médecine naturothérapique
Faculté de Médecine
Bobigny (Paris-XIII)

introduction

Un peu partout dans le monde, des novateurs ont créé des systèmes alimentaires avec les avantages et les inconvénients que cela comporte ; c'est-à-dire dans un premier temps une désintoxication et une désintoxination car ils entraînent un allégement digestif et métabolique dû à la suppression d'une ou plusieurs catégories alimentaires, et dans un deuxième temps des carences nutritionnelles graves après épuisement des réserves organiques.

Dans ce livre, l'auteur rejette avec véhémence tous les systèmes alimentaires intrinsèquement dangereux. Dans le respect d'une gastronomie intelligente, il évite les *inhibiteurs de digestion* (sirops, sodas, limonades, bonbons), les *aliments surindigestes* (miel, café au lait, charcuteries) et la *surcharge alimentaire globale,* notamment l'apport glucido-lipidique du goûter, base fondamentale de la pathologie infantile selon lui.

De plus, adaptant l'alimentation en fonction de l'individu, du climat, de l'âge, de l'hérédité, de l'activité, de la saison et d'autres paramètres, il maintient ou restaure la santé par le réglage alimentaire individualisé ou EUTYNOTROPHIE, terme qu'il a créé et qui signifie littéralement BON RÉGLAGE NUTRITIONNEL. La diététique d'obédience classique procède par analyse, celle d'obédience naturelle par systèmes ou clichés ; seule l'EUTYNOTROPHIE prend en compte l'unité et l'unicité de la personne humaine.

la naturothérapie et ses trois concepts fondamentaux

La naturothérapie est une hygiène et une médecine naturelles basées sur les trois concepts suivants :

1. LE VITALISME
2. L'HUMORISME
3. LE CAUSALISME

le vitalisme

Dès le début de la vie embryonnaire et jusqu'à la mort, existe dans l'organisme une force vitale intelligente ; celle-ci « tend » toujours vers la santé envers et contre tous les aléas de l'existence.

Cette force vitale ou intelligence somatique assure l'harmonie entre l'organisme et le milieu extérieur. Prenons quelques exemples :

La température ambiante baisse ; aussitôt une vaso-constriction périphérique se manifeste pour éviter la déperdition de chaleur par rayonnement. Si cela ne suffit pas, une augmentation des combustions cellulaires assure la production de chaleur nécessaire au maintien de la température centrale vers 37°.

Si la température ambiante augmente, la vaso-dilatation périphérique, la sudation vont assurer une régulation thermique de 37°.

Dans la vie de tous les jours, cette force médicatrice naturelle intervient à chaque instant et assure la pérennité de la vie.

Les vomissements et la diarrhée suivant un repas pantagruélique sont des mécanismes protecteurs de la vie. En effet, l'impossibilité pour l'organisme de digérer un tel repas aurait entraîné une fermentescence et une putrescence telles que la vie aurait été mise en danger par les poisons qui en seraient nés.

Dans ce cas, l'intelligence somatique a préféré l'expulsion rapide du bol alimentaire dangereux.

Lors d'une infection virale, l'hyperthermie n'est pas due aux virus (une injection de virus à un cadavre ne déclenche pas la fièvre), mais à l'organisme. Cette hyperthermie indispensable pour vaincre l'infection virale est produite par les mêmes mécanismes régulateurs qui en temps normal maintiennent la température à 37°.

MAIS LA DÉMONSTRATION EXPÉRIMENTALE ET DE LA FINALITÉ DE CETTE FORCE VITALE INTELLIGENTE HABITANT L'ORGANISME NOUS EST DONNÉE PAR LE JEÛNE.

Lorsqu'un individu, volontairement ou involontairement, est soumis au jeûne (abstention totale de nourriture à l'exception de l'eau), il faut savoir que son organisme ne peut rester sans nourriture : à chaque seconde, ses cellules ont besoin d'oxygène, d'eau, de glucose, d'acides aminés, acides gras, glycérol, vitamines, oligo-éléments, etc.

Dans ces conditions, le jeûne devrait entraîner la mort en quelques heures ou quelques jours tout au plus.

Or il n'en est rien, car l'intelligence somatique va autolyser, autodigérer les cellules de certains tissus pour libérer des acides aminés, des acides gras, du glycérol, des minéraux, des oligo-éléments, des vitamines et, à partir de certains acides aminés et du glycérol libérés, l'organisme va fabriquer du glucose.

C'est là que nous « touchons » à un des mécanismes les plus prodigieux de la vie, *cette autodigestion, cette autolyse de certains tissus pour en nourrir d'autres se fait en RAISON INVERSE DE LEUR IMPORTANCE* et en finalité du moindre mal organique.

Sont d'abord autolysés par ordre d'importance :

— les tissus pathologiques ;
— les tissus graisseux et musculaires ;
— certains parenchymes (foie-rate-rein).

Trois à quatre semaines de jeûne chez un individu de corpulence normale n'occasionnent pas d'autolyses notables du cœur, du système nerveux ni des endocrines...

L'intelligence, la finalité, la finesse du processus autolytique laissent loin derrière tout ce que peut concevoir l'esprit humain.

Le naturothérapeute, par une alimentation équilibrée, naturelle, par la recherche des équilibres travail-repos, de l'équilibre émotionnel, l'activité sportive modulée, les facteurs curatifs naturels, etc., met l'organisme dans des conditions propices à l'autoconservation de la santé et la guérison.

l'humorisme

L'humorisme est la connaissance du rôle des humeurs (sang, lymphe circulante, liquides extra et intracellulaires), dans l'organisme.

Dans ces humeurs, tout au long de l'existence, sont déversés des catabolites cellulaires, des poisons intestinaux et des toxiques exogènes.

Ces catabolites, poisons et toxiques sont normalement éliminés par cinq émonctoires (peau, reins, foie, poumons, côlon).

Pour le naturothérapeute, la santé résulte de l'équilibre entre la production et l'élimination des catabolites, poisons et toxiques.

La maladie résulte d'un déséquilibre entre la production et l'élimination soit par SURproduction soit par insuffisance d'élimination. Dans ce cas, se crée progressivement une saturation humoro-cellulaire par les catabolites, poisons et toxiques. Cette saturation en freinant, « viciant » tous les échanges et tous les métabolismes, est pour le naturothérapeute à la base des maladies symptomatiques.

La saturation humoro-cellulaire ne s'installe pas profondément en général, car la force vitale intelligente refuse l'auto-empoisonnement et crée des maladies-soupapes « venant au secours » des émonctoires surmenés.

Ces MALADIES PROTECTRICES DE LA VIE par épuration humorale, sont les dermatoses (psoriasis, eczéma, acné, etc.) et les catarrhes (bronchites, sinusites, endométrites, etc.).

Si la force vitale qui s'exprime par le processus épurateur d'un eczéma est combattue par des pommades ou un catarrhe pulmonaire chronique non ou peu infectieux par des inhalations, de graves maladies de dégénérescence pourront en résulter.

Pour le naturopathe, il existe deux grands groupes de maladies, à savoir :

1. **les maladies destructrices de la vie**
cancer, poliomyélite, infarctus, infections graves, etc., nécessitant une intervention thérapeutique rapide ;

2. **les maladies protectrices de la vie**
c'est-à-dire les dermatoses, les catarrhes chroniques non ou peu infectieux et autres maladies où la force vitale intelligente s'exprime dans une action centrifuge épuratrice des humeurs.

Si ces maladies-soupapes protectrices de la vie sont combattues selon un mode répressif, de graves maladies de dégénérescence, par *transfert morbide,* apparaîtront ultérieurement.

Ces maladies doivent guérir en « activant » les émonctoires et en supprimant les causes qui sont à rechercher dans un mode de vie et une alimentation non conformes aux besoins physiologiques.

Le naturothérapeute n'oublie pas pour autant que nous vivons dans un « monde pressé », aussi accélère-t-il la guérison par de petites *diètes rythmées.*

Il conseille (en fonction des réserves pondérales et du pouvoir comburatif variables), une diète au potage de légumes un jour sur trente ou quinze, voire un jour par semaine.

Pendant la diète (voir plus haut), les tissus sont autolysés en raison inverse de leur importance ; plus le tissu est malade ou de seconde importance pour la vie, plus il subit l'autolyse.

Or la force vitale intelligente, lorsque la maladie-soupape n'a pas suffi pour épurer l'organisme, a précisément accumulé les catabolites, poisons et toxiques dans les tissus les moins importants pour la vie.

L'autolyse de ces tissus, rendue nécessaire par la diète, va libérer les catabolites, poisons et toxiques. Ceux-ci seront facilement éliminés grâce à l'hyperdisponibilité des émonctoires en raison de « l'allégement métabolique », dû à la diète.

La diète rythmée est, pour le naturothérapeute, un facteur de désintoxication et désintoxination.

Quelle est la cause essentielle de la saturation humoro-cellulaire?

Elle est pour nous principalement (mais non exclusivement) d'origine digestive.

Utilisation d'inhibiteurs de digestion

— sirops,
— bonbons,
— sodas, limonades, boissons à base de cola,
— café, thé, maté, cacao,
— boissons alcoolisées en général et vin en particulier,
— fruits et tomates aux repas comprenant des glucides.

Utilisation d'aliments surindigestes

— lait longue conservation,
— café au lait,
— muesli,
— miel,
— charcuterie,
— certaines pâtisseries,
— confitures.

Suralimentation en général et glucido-lipidique en particulier

— utilisation importante de légumineuses (soja, haricots secs pois secs, etc.),
— excès de riz, millet, sarrasin et autres céréales,
— excès de pommes de terre ou autres tubercules,
— abus d'huile dans les crudités,
— abus de matières grasses en cuisine,
— abus d'oléagineux.

Il se produit

- un ralentissement de la digestion ;
- une augmentation des fermentescences et putrescences ;

- une production décuplée de poisons ;
- un passage dans l'organisme ;
- un dépassement du pouvoir anti-toxinique du foie ;
- une intoxination de l'organisme.

démonstration expérimentale de l'origine digestive des maladies

Voici un *eczémateux, un bronchiteux, un rhumatisant.*

1. Vous les alimentez de la façon suivante

Midi et soir
300 g de pommes de terre + 100 g d'omelette, de viande *ou* de fromage + 2 cuillères à café de miel + un fruit.

Résultats

LA MALADIE STAGNE OU S'AGGRAVE

2. Vous les alimentez de la façon suivante

Matin
4 cuillères à café de miel.

Midi
600 g de pommes de terre.

17 h
2 fruits.

Soir
200 g d'omelette, de viande *ou* de fromage.

Résultats

LA MALADIE S'AMÉLIORE OU DISPARAÎT

Explication

Les malades ont reçu les mêmes aliments en même quantité mais, dans le deuxième cas, on a facilité la digestion et diminué la fermento-putrescence, *cause de l'INTOXINATION responsable des maladies.*

ATTENTION : il s'agit d'une EXPÉRIENCE ; l'alimentation dissociée ne sera pas poursuivie car elle peut entraîner des carences graves par perturbation de l'assimilation protéique.

le causalisme

Admettre le causalisme, c'est admettre que les maladies ont des causes et que celles-ci, lorsqu'il est possible de les supprimer, assurent le retour à la santé.

Voici quelques exemples :

- Un homme de 40 ans qui, tous les soirs vers 18 h, ressent fatigue et fièvre à 38°. *Trois ans d'examens* dans les plus grands laboratoires sans résultat.

Dix minutes d'interrogatoire alimentaire :

On supprime le miel, on remplace le café au lait par une chicorée teintée de lait, on fait prendre fruits-tomates-yaourts à 17 h 30 loin des repas, en un mot on supprime l'indigestion chronique. La guérison intervient en 48 heures.

Les examens qui ont coûté des millions de centimes à la Sécurité sociale auraient été évités par un diagnostic causal.

- Un *enfant hypernerveux, irrascible,* qui perturbe toute la classe ; c'est l'enfant « électrique », le tourbillon vivant, la nuit il dort peu.

Diagnostic des spécialistes : enfant hypernerveux.

Thérapie : sédatifs (à bande rouge).

Résultats : **l'enfant se calme mais il devient complètement abruti.**

Diagnostic causal : enfant ne recevant pas de produits laitiers donc peu de calcium, nourri avec pain, céréales raffinées donc peu de vitamines B et E.

Buvant du café au lait et des boissons à base de cola, donc de hautes doses de caféine.

Vivant devant la télévision, donc pas d'exercice et pas d'aération.

Soins naturels : sorties dans la nature ; fromage aux deux repas ; alimentation équilibrée, peu raffinée ; suppression du café au lait et boissons à base de cola
et l'enfant chétif, « hypernerveux » se met à « grandir, forcir », comme disent ses parents.

Il se calme et gagne quinze places à l'école...

- *Une enfant de 12 ans* qui souffre de *rhino-pharyngites à répétition et d'asthme depuis l'âge de 4 ans.*

Sous antibiotiques et cortisone administrés pratiquement en permanence, cette enfant ne sait pas ce que peut être une vie « normale ».

Elle s'alimente ainsi :

Matin
Café au lait + pain + beurre + miel.

Midi
Crudités + légumes *ou* pommes de terre *ou* céréales + viande *ou* poisson + fromage + fruit + eau et sirop *ou* jus de fruits + pain.

16 h
Pain + miel *ou* chocolat + jus d'orange.

Soir
Potage + jambon *ou* œufs + fromage + fruits + eau et sirop *ou* jus de fruits + pain.

Nous supprimons :

les inhibiteurs de digestion
Sirops ; fruits et jus de fruits consommés en même temps que des glucides concentrés ; potages.

les aliments surindigestes
Miel ; café au lait.

la surcharge glucidique (c'est-à-dire la quatrième source de glucides de 16 h)
Pain ; miel ; chocolat ;

car, dès l'instant où un enfant reçoit plus de trois fois par jour des glucides, la maladie devient quasi inévitable et *nous conseillons l'alimentation équilibrée suivante :*

Matin
Chicorée teintée de lait *ou* cacao 1/2 eau 1/2 lait + (*selon cas*) pain et beurre *ou* pain et fromage *ou* œufs *ou* viande froide.

Midi et soir
Crudités variées + légumes et pommes de terre *ou* céréales + viande *ou* poisson *ou* œufs + fromage *ou* dessert au choix (tarte aux fruits cuits, semoule au lait, crème caramel, flan vanille, flan praliné, barre de chocolat) + eau nature.

17 h
Fruits frais + fromage blanc non sucré *ou* viande froide *ou* œuf coque *ou* yaourt non sucré.

résultats

La suppression de l'indigestion chronique « inconsciente », source de l'infection et du catarrhe, entraîne la guérison totale et définitive en trois mois.

Nous affirmons que ce cas ne représente pas une exception mais au contraire la généralité, car le réglage alimentaire guérit définitivement les otites, les sinusites, les rhino-pharyngites à répétition, les bronchites, les asthmes, les colibacilloses, les troubles digestifs représentant l'essentiel de l'absentéisme scolaire et des dépenses de la Sécurité sociale pour l'enfance.

Est-ce assez dire le rôle de la naturothérapie dans la prévention et la guérison...

démonstration expérimentale du causalisme

Après avoir guéri un enfant de ses rhino-pharyngites à répétition ou de sa bronchite chronique par l'alimentation, *on pourra à volonté* (avec l'accord de l'enfant et des parents bien sûr), REPRODUIRE LA MALADIE AVEC LA PLUS GRANDE FACILITÉ ;

— en donnant le matin : café au lait + pain et miel ;
— en ajoutant aux repas de midi et du soir des sirops et des limonades ;
— en donnant au goûter les composants semblables à ceux du petit déjeuner.

Après deux ou trois expériences, on pourra non seulement **guérir ou produire la maladie en jouant sur le clavier alimentaire, mais vous pourrez même** PRODUIRE LA MALADIE LE JOUR PRÉCIS OÙ VOUS L'ANNONCEZ un mois avant, **et cela quelles que soient les conditions climatiques...**

Par ces expériences aussi rigoureuses que des expériences de laboratoire, **nous prouvons irréfutablement la justesse de nos conceptions** quant au rôle de l'indigestion chronique inconsciente dans la genèse des maladies.

En résumé, par une vision MACROSCOPIQUE et GLOBALE de la vie, de la santé, de la maladie, la NATUROTHÉRAPIE vient harmonieusement compléter la vision MICROSCOPIQUE et ANALYTIQUE de l'ALLOPATHIE.

de la procréation à l'enfant, de l'allaitement au sevrage

Procréer nécessite quelques conditions de vie si l'on veut que l'enfant soit beau et sain.

Tout d'abord, il faut savoir qu'un couple dit stérile peut souvent retrouver la fécondité lorsque l'homme et la femme se soumettent à des jeûnes rythmés et de nettoyage du tube digestif.

Ensuite, une alimentation naturelle et équilibrée, à laquelle seront ajoutés certains compléments alimentaires (blé germé, P.O.P. [poudres d'huîtres portugaises sauvages]), viendra parfaire les conditions nécessaires au retour de la fécondité.

Une fois l'état de grossesse acquis, d'autres précautions sont nécessaires :

— il faudra **éviter toutes les intoxications :**
(café, thé, vin, cacao, boissons à base de cola, additifs chimiques ainsi que le tabac qui contient cyanure, arsenic, benzopyrène, sels de polonium, oxyde de carbone, nicotine, etc.) ;

— **éviter** également **l'intoxination** en
- mastiquant bien,
- mangeant sobrement,
- évitant les mélanges excessifs.

L'*alimentation* sera *naturelle et équilibrée.*

Il y sera adjoint un peu de blé germé et un peu de P.O.P. (favorisant les fonctions endocriniennes).

La femme enceinte évitera de « manger pour deux ». Elle s'alimentera à sa faim, sans plus. Si elle mange trop, l'enfant sera trop gros, préobèse ; il sera mal portant et l'accouchement sera d'autant plus laborieux.

La future maman fera beaucoup de marche en plein air si

possible, elle cultivera sa sangle abdominale par des exercices appropriés.

Elle devra respirer un air aussi pur que possible.

Enfin, le calme émotionnel agira heureusement sur le mental de l'enfant.

L'accouchement préparé par des conditions de vie harmonieuses s'effectuera le mieux possible.

La maman évitera tout particulièrement les anesthésiques (sauf en cas de douleurs importantes).

Elle évitera également (sauf si nécessité) les piqûres destinées à accélérer ou à ralentir l'accouchement, employées souvent par les accoucheurs pour « certaines commodités d'horaire ».

Enfin, il serait souhaitable que l'accouchement s'effectue dans la position accroupie afin de faciliter la venue au monde de l'enfant.

lorsque l'enfant naît certaines erreurs sont à éviter

Dès que le bébé éprouve le besoin de téter, *il doit être mis au sein* qui sécrète à ce moment-là le *colostrum,* liquide contenant des éléments protecteurs de la vie, des éléments anti-infectieux, des complexes vitaminiques, des oligo-éléments, des protéines essentielles et des prohormones qui, harmonieusement, vont *donner une incitation au système neuro-endocrinien de l'enfant.*

Remplacer le plus extraordinaire liquide qu'il soit donné d'absorber à l'être humain dans son existence par de l'eau sucrée, ce misérable ersatz, est un crime inqualifiable.

Un enfant qui vient de naître a un **besoin impérieux de protéines.** Or l'eau sucrée n'en contient absolument pas.

Obligatoirement dans son organisme vont se déclencher des autolyses de tissus non essentiels pour nourrir les tissus essentiels.

Or le système neuro-endocrinien (qui commande les autolyses) est, chez le nouveau-né, incomplet et imparfait.

Lui demander un *travail pour lequel il n'est pas parfaitement apte est très grave.*

Ne risque-t-on pas de déclencher une mauvaise coordination des autolyses : autolyses de cellules nerveuses, de valvules cardiaques, de glandes endocrines..., avec pour conséquences des INFIRMITÉS À VIE *?...*

Et encore, ici, nous ne parlons pas de l'eau sucrée avec du saccharose industriel dépourvu de vitamines, minéraux, oligo-éléments, qui, dès la naissance, pour être assimilé, va spolier les réserves en oligo-éléments, en vitamines du bébé, et qui va l'intoxiquer par ses colorants.

Une *autre très grave erreur* est de *donner à l'enfant* du *lait de vache.* Ce lait n'a absolument pas la composition du lait humain ; il est *beaucoup plus gras* et, même partiellement dégraissé, les molécules grasses qui le composent sont *infiniment plus grosses que celles du lait humain* et seront très difficilement désagrégées.

Il est plus riche en protéines et, même si on ramène son taux de protéines à celui du lait humain, la digestion sera quand même très difficile car il s'agit d'un *lait caséineux qui caille en « gros blocs »* alors que le lait humain est un *lait albumineux qui caille en très fins flocons.*

La composition minérale est aussi complètement différente.

La dose de phosphore est très faible dans le lait de vache ; or on connaît l'importance du phosphore pour le développement cérébral.

Ajoutons que l'enfant mis au sein reçoit un lait vivant à *température constante,* alors que l'enfant au biberon reçoit un lait tout d'abord trop chaud et qui se refroidit jusqu'à être complètement froid si l'enfant boit lentement.

L'estomac de l'enfant nourri au biberon sera soumis à la « douche écossaise » cinq à six fois par jour.

Enfin, le *lait d'une mère* est *sexué,* et sa composition est différente s'il s'agit d'un garçon ou d'une fille en ce qui concerne certaines substances à incitation hormonale.

De plus, le lait donné au sein est chargé d'une vibration vitale nécessaire perçue par toutes les cellules du bébé tandis que le lait de vache bouilli ou industrialisé est non seulement inapproprié à l'espèce humaine, mais *dévitaminé et dévitalisé ; il a perdu ses vibrations porteuses de vie.*

Enfin, on sait que l'enfant a besoin du contact chaud et magnétique de sa mère ; sinon peuvent s'installer des perturbations mentales et affectives.

Nous terminerons en disant que *procréation-grossesse-accou-*

chement-allaitement sont quatre maillons d'une même chaîne et que l'on ne peut pas sans danger en rompre un maillon. La mère qui n'allaite pas est par la suite plus sujette aux tumeurs du sein.

quelle sera l'alimentation du bébé ?

Elle sera composée uniquement du lait de la mère qui apporte à l'enfant TOUT ce qui est nécessaire à sa vie.

L'allaitement sera continué jusqu'à 8-12 mois selon les cas.

Tant que l'enfant prend régulièrement du poids et que le lait de la mère est riche et abondant, **l'allaitement doit être poursuivi,** l'idéal étant d'allaiter jusqu'à l'apparition des premières dents qui indiquent le besoin d'une alimentation solide.

Mais, avec les conditions de vie d'aujourd'hui, il arrive que le lait de la maman devienne insuffisant en quantité et qualité. Dans ces cas, on complétera la ration par du lait de vache humanisé (autant que faire se peut).

Si ce lait de vache est mal toléré, préférer le Babylet.

La maman aura une vie saine ; son alimentation sera naturelle et équilibrée.

Cette alimentation sera semblable à son alimentation habituelle mais un peu plus riche en crudités, légumes, en œufs et fromages.

Elle prendra *chaque jour une cuillère à soupe de blé germé qui favorisera la lactation.*

Si elle présente une *tendance à l'anémie,* elle hachera finement quelques feuilles d'ortie piquante dans ses crudités.

A la moindre *prédisposition à la déminéralisation* (caries dentaires, ongles fragiles), elle utilisera la *poudre de prêle* sur ses crudités ; elle prendra également 1 à 2 comprimés d'os + 1 comprimé de P.O.P. au milieu des repas de midi et du soir.

Elle devra toujours se souvenir que la qualité de son lait dépend de son mode de vie.

Elle évitera toutes les formes d'intoxication (tabac, café, thé, vin, bière, conserves, charcuteries, confiseries du commerce). Elle évitera la sous-alimentation ainsi que la suralimentation. Elle s'aérera fréquemment et prendra suffisamment de repos

En cas d'insuffisance de lait, elle pourra, en plus du blé germé, utiliser une tisane galactogène (cumin, anis, fenouil, galéga).

Si la maman ne peut allaiter (ce qui est assez rare), elle essaiera de trouver une nourrice saine.

Si cela est impossible et si elle doit se résoudre à donner du lait de vache, elle essaiera d'avoir du lait de ferme. Il serait souhaitable d'avoir le lait d'une vache dite laitière plutôt que fromagère car le lait est moins concentré dans ce cas. Il est également souhaitable que cette vache soit soumise à l'*élevage naturel* dit biologique. Bien sûr, l'animal devra *vivre en liberté* et n'avoir pas souffert de maladies.

Le lait de l'animal sera donné cru, dilué dans 1/3 d'eau de Volvic. On ajoutera à chaque biberon une goutte de Labferment (présure) et une pointe de couteau de lévulose (sucre de fruit). Ainsi le lait de vache sera déconcentré, prédigéré et légèrement plus sucré. En un mot, on l'aura un peu humanisé.

Si ce lait n'est pas toléré, donner alors un lait du commerce diététique, genre Babylet.

On cherchera à alimenter très sainement l'enfant mais on n'oubliera pas que l'aliment n° 1 est l'oxygène. Aussi, l'enfant devra être sorti tous les jours dans la forêt ou dans les parcs si on habite la ville.

L'enfant portera des vêtements sains, c'est-à-dire que l'on rejettera toutes les matières synthétiques peu perméables aux excrétions corporelles et à la pénétration de l'air.

L'enfant sera éloigné d'une atmosphère rendue malsaine par des fumeurs.

Dès que possible, il aura droit *progressivement* aux bains d'air et de soleil, en évitant bien entendu de le laisser immobile face aux rayons solaires.

Des *bains aux algues* (un à deux par semaine) favoriseront les échanges, la circulation et lui donneront une musculature tonique ainsi qu'une ossature solide.

En cas de prérachitisme ou de rachitisme, ces bains sont très efficaces.

Pour la toilette du bébé seront utilisés : de l'eau, un savon très doux et un peu d'huile d'amandes douces. On évitera tous les produits spéciaux, tous plus ou moins additionnés de colorants, de parfums synthétiques ou d'antiseptiques extrêmement nocifs.

Bien sûr, il est très nuisible de mettre de l'alcool (eau de

Cologne) sur la peau d'un bébé ; cela peut provoquer des convulsions, l'hépatisme, la nervosité ou, pour le moins, une intoxication alcoolique.

Durant toute la grossesse, la future maman évitera l'excédent de chlorure de sodium (sel de cuisine).

Elle sera très raisonnable si elle n'en utilise pas pendant les derniers mois de la grossesse.

Si elle est prédisposée à l'albuminurie, elle évitera le sel et les aliments salés.

En cas d'infection des voies urinaires, supprimer :

- les inhibiteurs de digestion ;
- les aliments surindigestes ;
- la surcharge alimentaire globale.

Si les veines sont très apparentes sur les jambes, on évitera la surcharge hépatique, la constipation, et l'on prendra tous les jours à 17 h 1 à 2 cuil. à soupe de PULPE DE MYRTILLES DONATH.

le sevrage

A quel moment l'effectuer ?

Entre 6 et 12 mois.

Il sera effectué précocement si l'enfant tolère mal le lait ou si sa croissance est stagnante.

Dans le cas où la tolérance est bonne et la croissance satisfaisante, le sevrage s'effectuera entre le 8e et le 12e mois.

Conduite du sevrage

— Commencer par remplacer la tétée de midi par une purée de légumes au lait.
— Après quelques jours, ajouter à cette purée de légumes au lait de la pomme de terre.
— Après quelques jours, incorporer à cette purée de légumes et

pomme de terre, à la place du lait, gros comme un œuf de fromage pâte cuite.

— Après quelques jours, remplacer le fromage par un œuf coque incorporé.

— Après quelques jours, dans la purée de légumes et pomme de terre, sera incorporé un filet de sole finement haché.

— Après quelques jours, incorporer, gros comme un œuf, de la bonne viande hachée.

— Ensuite, continuer en *alternant,* à midi, dans la purée : du fromage • un œuf • du poisson • de la viande.

— *Après un certain temps :*
même processus pour le repas du soir.

— *Puis progressivement :*
remplacer la tétée du matin par une bouillie au lait avec farine Holle ou Demeter,
et remplacer la tétée de 17 h par un peu de fruit *ou* jus de fruits frais non sucré + fromage blanc à volonté non sucré.

— *Enfin, et très progressivement,* apparaîtront un peu de crudités légumes aux repas de midi et du soir.

troubles digestifs

aphtes à répétition

Patrick L., 7 ans, Pontarlier (25).

Début juillet 1977, les parents du petit Patrick viennent me consulter, espérant que je pourrai guérir définitivement les aphtes à répétition de leur enfant.

« Nous avons tout essayé : des solutions buccales aux remèdes par voie interne, et Patrick a toujours la muqueuse buccale emplie d'aphtes, si bien qu'il peut difficilement s'alimenter.... », m'expose la mère du petit garçon.

« Oui, et les aphtes sont si étendus et si douloureux que l'on envisage d'alimenter notre fils à la sonde ; vraiment, n'y a-t-il aucun moyen de le soigner, de le guérir ? » demande le père.

Je procède alors à l'examen irien de l'enfant ; le tube digestif est très marqué par les fermentations et putréfactions, des signes inflammatoires apparaissent au niveau du pancréas.

J'interroge ensuite l'enfant ; il se plaint continuellement de l'abdomen et présente un goût amer dans la bouche.

Je questionne les parents sur le mode alimentaire de l'enfant :

Petit déjeuner

Café au lait + pain + beurre et confiture.

Midi

Charcuterie + légumes *ou* pommes de terre *ou* pâtes *ou* riz + viande + fromage.

Goûter

Pain beurré et miel.

Dîner
Charcuterie comme au déjeuner + œufs *ou* poisson + fromage.
Cet enfant reçoit pour boisson de l'eau du robinet.

conseils diététiques

J'expose aux parents les erreurs nutritionnelles que comporte l'alimentation quotidienne de leur enfant et conseille la diététique suivante :

1. Suppression du café au lait au petit déjeuner ; celui-ci devra être remplacé par une chicorée teintée de lait.
2. Suppression de la confiture et du miel.
3. Suppression des charcuteries au déjeuner et au dîner ; les hors-d'œuvre seront désormais des crudités variées.
4. Remplacement du pain, du beurre, du miel du goûter par des fruits frais et du fromage blanc, ou yaourt et fruits.
5. Adoption de l'alimentation individualisée n° 2.
6. Milieu des 3 repas :
   1 comprimé GERMROLA.

résultat

Le résultat est acquis définitivement puisque, trois mois après, l'enfant n'a pas présenté la moindre récidive.

aphtes et crevasses très douloureuses dans la langue

Michaël S., 12 ans, Paris.

Décembre 1980, le petit Michaël S. pénètre dans mon bureau accompagné de ses parents. Son travail scolaire et son sommeil sont gravement perturbés par des aphtes et des crevasses dans la langue qui sont très douloureuses.

Les parents ont tout tenté, consulté sept médecins et trois guérisseurs. En vain.

Je procède à l'examen irien de l'enfant : son iris présente une teinte rouille, brunâtre, très accentuée dans le tube digestif ; le foie et la vésicule biliaire sont très marqués.

La phase interrogatoire révèle que l'enfant vomit parfois, souffre de diarrhées, se plaint du ventre.

Je questionne les parents sur le mode alimentaire de l'enfant :

Petit déjeuner

2 yaourts avec biscottes trempées.

Déjeuner

Crudités variées + légumes et pommes de terre *ou* pâtes *ou* riz + viande *ou* poisson + 2 biscottes trempées dans un yaourt.

Goûter

1 biscotte trempée dans un yaourt.

Dîner

Salade verte *ou* crudités variées + pommes de terre + jambon *ou* poisson *ou* œufs + 1 yaourt avec 2 biscottes trempées.

conseils diététiques

J'expose alors aux parents les erreurs que comporte l'alimentation quotidienne de leur enfant, et conseille la diététique suivante :

1. Suppression totale des yaourts au petit déjeuner, au déjeuner, au dîner.

2. Suppression des biscottes au goûter ; le goûter devra être composé de fruits frais + yaourt non sucré.

3. Appliquer l'alimentation multi-individualisée n° 2.

résultats

La suppression de l'association yaourts-biscottes aux repas *entraîne une guérison ultra-rapide* des aphtes et des crevasses douloureuses.

Pour quelle raison ?

Parce que les biscottes acidifiées, de même que les autres amidons, pommes de terre, pâtes, riz, par la consommation de yaourts aux repas, devenaient inattaquables par la ptyaline salivaire et entraient en fermentation très rapidement.

Ce sont les produits de la fermentation des amidons acidifiés par l'acide lactique du yaourt, qui étaient responsables de l'altération de la muqueuse digestive en général, et en particulier de la muqueuse buccale.

D'une manière générale, il faut éviter les yaourts aux repas comprenant des farineux et des féculents.

Par contre, les yaourts se digèrent très bien aux repas avec des fruits aqueux ; ils constituent pour l'enfant un excellent goûter.

En résumé, il est préférable de consommer les yaourts seuls ou accompagnés de fruits frais

gingivite théophyllinique

Johann L., 17 ans, Orléans (45).

Janvier 1978, cet adolescent vient me consulter parce qu'il souffre atrocement des gencives. On ne relève cependant aucune suppuration ; les gencives sont violettes, congestionnées et extrêmement douloureuses.

J'interroge l'adolescent sur son mode de vie ; il ne fume pas, ne consomme pas d'alcool. C'est un grand sportif. Son mode de vie est apparemment extrêmement sain.

Toutes les hypothèses ont été échafaudées pour expliquer cette gingivite : origine virale, origine héréditaire, origine syphilitique, origine rénale, hépatique, etc.

Un radiesthésiste consulté aurait même attribué à la gingivite une origine tellurique — un courant d'eau souterrain...

Le fait qui désespère le plus cet adolescent est la fréquence de crises douloureuses durant sa pratique du tennis ou de la natation, phénomène qui nécessite l'arrêt immédiat de la compétition.

Lors de l'examen irien, j'observe la densité très fine de la trame irienne bleue (indice d'excellente vitalité), et ne relève aucune marque héréditaire notable.

La phase interrogatoire révèle que l'adolescent ne souffre d'aucun trouble particulier, excepté parfois quelques douleurs au niveau de la colonne vertébrale, douleurs attribuées à un excès d'entraînement sportif.

J'interroge l'adolescent sur son mode alimentaire :

Matin

1 bol de thé + pain semi-complet + viande froide *ou* œufs *ou* fromage.

Midi

Crudités variées + légumes *ou* pommes de terre *ou* pâtes *ou* riz + viande *ou* poisson + fromage.
Boisson : thé froid aux repas, thé très concentré.

17 h

Mélange de fruits coupés et de fromage blanc accompagné d'un bol de thé très concentré.

Soir

Crudités variées + légumes et pommes de terre + omelette *ou* jambon *ou* poisson + fromage.
Boisson : thé froid concentré.

Je demande à ce jeune garçon la raison d'un tel goût pour le thé et, chose surprenante, il m'apprend qu'il n'aime aucunement cette boisson, mais qu'un de ses amis, grand judoka parisien, lui a conseillé la consommation de thé pour augmenter ses résultats sportifs.

conseils diététiques

Je lui explique que son alimentation est excellente, très équilibrée et adaptée à son entraînement sportif, tout en lui donnant les conseils suivants :

1. Suppression totale du thé.
2. Adopter l'alimentation multi-individualisée n° 3.

résultats

Quelques semaines après la consultation, ce jeune garçon me téléphone pour me signaler que sa gingivite, passé une exacerbation momentanée de quelques jours, a disparu progressivement.

L'adolescent s'étonne également que ses douleurs dorsales aient quasiment disparu.

Comme une bonne nouvelle n'arrive jamais seule, ce garçon a téléphoné à son ami judoka parisien, afin de lui faire part de son expérience. Apprenant ce fait, le maître judoka aurait lui aussi supprimé le thé, ce qui aurait entraîné une atténuation des douleurs du rachis dont il se plaignait.

gingivite accompagnée de pyorrhée

Christine F., 12 ans, Paris.

Juin 1976, je reçois dans mon bureau un couple de parents végétariens et leur fillette qui souffre d'une haleine pestilentielle.

Une légère pression sur les gencives déclenche un abondant

écoulement de pus, le ventre de l'enfant est ballonné, elle souffre de fréquents vomissements à odeur soufrée.

Les parents m'apprennent que l'enfant est sous traitement homéopathique dont l'effet est positif sur l'état général.

Toutefois, seule une amélioration momentanée de la pyorrhée et de la gingivite est observée avec MERCURIUS 5 CH, NUX VOMICA 5 CH, cette brève amélioration étant vite suivie d'une recrudescence du mal.

Je procède à l'examen irien de l'enfant, et je remarque un fonctionnement digestif très perturbé avec de nombreuses fermentescences et putrescences; le foie et la vésicule biliaire sont déjà très marqués pour une enfant de cet âge.

J'interroge les parents sur le mode alimentaire de l'enfant :

Matin

Pain semi-complet + graisse végétale + miel + 1 verre de jus de fruits frais.

Midi

Crudités variées *ou* salade de tomates *ou* fruits + millet *ou* sarrasin *ou* riz *ou* pâtes + œufs *ou* fromage + 1 verre de jus de fruits frais.

Goûter

Pain + graisse végétale + miel + 1 verre de jus de fruits.

Soir

Crudités variées + céréales + parfois un peu de fromage (30 g environ) + soit un peu de crème caramel, soit un peu de tarte aux fruits + eau du Mont-Rocous.

conseils diététiques

1. Suppression totale de la graisse de palme très indigeste et remplacement par le beurre.
2. Suppression du miel (le miel est réservé uniquement aux individus dotés d'une puissance digestive importante).
3. Suppression totale des jus de fruits aux repas du matin et de midi.

4. Le goûter sera composé de :
   fruit *ou* melon + fromage blanc *ou* yaourt non sucré *ou* œuf coque.
   Supprimer totalement au goûter les farineux tels que pain, biscottes, les glucides concentrés tels que bananes, fruits secs.
5. Alimentation multi-individualisée n° 6.

résultats

Je n'avais aucune nouvelle de l'état de l'enfant quelques mois après la consultation, lorsque l'homéopathe qui la traitait me téléphona. Celui-ci m'appelait pour me faire part de son étonnement devant la rapidité de la guérison de la fillette. J'ai rencontré depuis ce médecin qui s'est intéressé de près à la diététique multi-individualisée. Ce thérapeute homéopathe m'adresse même parfois certains cas où l'homéopathie tarde à agir.

dysphagie et baisse de la vision

Jean-Paul K., 18 ans, Paris.

Voici plusieurs années, en 1974, j'avais déjà soigné ce garçon souffrant de rhino-pharyngites et d'asthme, avec une certaine hyperthyroïdie larvée.

Grâce à l'alimentation multi-individualisée, ce cas était résolu en trois mois.

Depuis, ce garçon extrêmement attentif appliquait mes directives alimentaires et un mode de vie sain, aussi ignorait-il totalement ces désordres de santé.

Cependant, en février 1982, je revois ce garçon qui m'expose l'objet de sa visite ; il éprouve des difficultés graves pour avaler ainsi qu'une sensation d'étouffement entraînant une sorte de panique et d'angoisse impossibles à maîtriser.

De plus, ce garçon, qui jusqu'alors jouissait d'une vision excellente, observe avec consternation un important fléchissement progressif de ses capacités visuelles.

Cette altération visuelle s'est produite lors de ses dernières vacances qui, pourtant, étaient réussies sur tous les points.

Lors de l'examen irien, je ne relève rien de particulier, excepté la signature héréditaire de perturbations digestives et respiratoires et la prédominance de l'orthosympathique.

J'interroge le mode nutritionnel suivi par le jeune garçon qui m'apparaît excellente ; il s'agit de l'alimentation multi-individualisée n° 2 que je lui avais conseillée quelques années auparavant.

Je me trouve face à un cas dont je ne parviens pas à trouver la cause, fait qui me laisse perplexe.

J'entreprends d'interroger à nouveau le mode de vie de l'adolescent, en vain ; je ne relève aucune anomalie.

Toutefois, l'imprévu allait éclairer cette situation.

Ma consultation étant terminée, je prie mon patient de m'excuser car je dois téléphoner précisément à 18 h. Pas de chance, mon téléphone est en panne. Je me rends donc à l'extérieur pour donner ce coup de fil ; mon patient propose de m'accompagner jusqu'au proche café-restaurant qui se trouve sur son chemin.

Mon coup de fil passé, le jeune garçon m'invite à le rejoindre à sa table pour converser un petit moment. Je commande au serveur un jus d'orange frais pressé, mon patient, quant à lui, désire consommer « un café bien tassé », détail anodin qui allait éclairer bien des choses.

Les causes de la dysphagie et de la baisse visuelle du jeune garçon allaient être mises en évidence...

Je questionne l'adolescent sur la « fréquence » de cafés consommés dans une journée.

« Je bois trois à quatre cafés par jour, pas plus », répond-il.

Je lui demande également si son usage du café est récent. « J'en consomme régulièrement depuis mes dernières vacances », m'informe le jeune garçon.

Je lui fais alors observer que sa consommation de café ne m'a pas été signalée lors de la consultation, et de l'interrogatoire sur le mode nutritionnel plus précisément.

« Je ne pensais pas que cette habitude de consommer du café avait de l'importance », remarque le jeune garçon.

J'expose alors à l'adolescent le rapport direct entre sa dysphagie, son fléchissement visuel, et son usage régulier du café, l'intoxication caféique dont il est l'objet étant à l'origine de ses troubles.

Je conseille au jeune garçon de réduire sa consommation de café ; pas plus d'un café par jour.

Les troubles se sont atténués rapidement et ont disparu intégralement en trois semaines.

vomissements

Nathalie C., 8 ans, Paris

Novembre 1979, un couple de parents végétariens et leur enfant sollicitent une consultation. Leur petite fille, dont la santé générale est bonne, est atteinte de vomissements et d'haleine fétide ; en outre elle se sent fatiguée.

Les parents ont lu mes livres et appliquent, disent-ils, l'alimentation que je conseille.

Je procède à l'examen irien. La trame irienne de l'enfant est fine, serrée avec une teinte rouille brunâtre s'étendant dans tout le tube digestif, et pénétrant même une bonne partie de l'iris.

La petite Nathalie se plaint également de fréquents « mal au ventre » et le fait d'éructer la soulage.

J'interroge les parents sur le mode alimentaire suivi par l'enfant :

Matin

Infusion de romarin ou de verveine ou de tilleul sucrée au miel + pain beurré et miel.

Midi

Crudités variées + légumes *ou* pommes de terre *ou* céréale + œufs + crème caramel *ou* flan vanille *ou* tarte aux fruits cuits + eau de Volvic + infusion sucrée au miel.

17 h

Fruits + fromage blanc non sucré *ou* yaourt non sucré.

Soir

Salade verte + pommes de terre + fromage + infusion sucrée au miel.

« Vous voyez, monsieur Masson, que l'alimentation n'est pas la cause des troubles de notre enfant ; elle ne pourrait d'ailleurs suivre une alimentation meilleure... », m'expose le père de la fillette.

Il me faut expliquer aux parents que certes l'alimentation de l'enfant se trouve très équilibrée, mais fort indigeste.

Effectivement, l'enfant consomme du miel avec le pain au petit déjeuner, des infusions sucrées au miel au déjeuner et au dîner.

Le miel se montre un puissant inhibiteur de digestion, arrêtant toute digestion buccale et stomacale ; ce qui explique l'indigestion chronique de l'enfant.

conseils diététiques

1. Suivre exactement la même alimentation mais en supprimant totalement le miel.
2. Sucrer l'infusion du matin avec du sucre de canne roux ; les infusions du déjeuner et du dîner peuvent être consommées sans sucre.

résultats

En 48 heures les troubles ont disparu.

vomissements
et gastro-entéro-colite

Philippe M., 11 ans, Tours (37).

Juin 1981, les parents m'exposent le cas de leur enfant : il souffre de l'abdomen en quasi-permanence, il devient parfois très pâle, se courbe en deux, ses mains agrippées au ventre tant les douleurs sont vives. L'enfant vomit, est atteint de diarrhée plusieurs fois par semaine ; rares sont les jours où cet enfant ne souffre pas.

Plusieurs pédiatres ont eu à s'occuper du cas de l'enfant ; ils ont porté le diagnostic de vomissements avec gastro-entéro-colite.

Je procède à l'examen irien. On observe une teinte rouille brunâtre prenant son origine dans le tube digestif et s'étendant à tout l'iris, ce qui signe l'intoxication de provenance gastro-intestinale.

J'interroge les parents sur le mode alimentaire suivi par l'enfant :

Matin
Café au lait + pain beurré + confiture.

Midi
Charcuterie + légumes cuits *ou* pommes de terre *ou* pâtes + viande *ou* poisson + fromage *ou* fruit + sirop et limonade.

Goûter
Pain beurré + confiture + sirop et limonade.

Soir
Salade verte + omelette *ou* charcuterie + pain + sirop et limonade.

conseils diététiques

1. Suppression des sirops et limonades.
2. Suppression de la charcuterie.
3. Suppression de la confiture.
4. Suppression du goûter hyperglucidique.
5. Adoption de l'alimentation multi-individualisée n° 5 durant un mois.
6. Après un mois, adoption de l'alimentation multi-individualisée n° 4.
7. Au milieu des trois repas :
   1/2 comprimé P.O.P.

résultats

Deux semaines après la consultation, les parents me font savoir par téléphone que les vomissements et les douleurs abdominales se sont espacés. Un mois plus tard, aucun de ces troubles ne s'est manifesté et l'enfant n'est plus fatigué.

vomissements répétés

Catherine F., 14 mois, Paris.

L'enfant que me présentent ses parents en janvier 1982 souffre de vomissements quotidiens aux environs de 10 h 30 et 15 h 30 ; excepté ce trouble, la santé est bonne.

Les parents très aisés ont consulté d'éminents pédiatres qui ont tous estimé l'alimentation de l'enfant excellente. Différentes thérapeutiques ont été tentées sans grand résultat.

Je procède à l'examen irien ; on ne relève aucun indice particulier dans l'iris de l'enfant qui semble en excellente santé.

Toutefois dans la région utérine, on observe de petits signes foncés ; indice qui me fait signaler aux parents la fragilité de cet organe chez l'enfant, avec une disposition pathologique particulière lorsqu'elle atteindra l'âge de 35-40 ans.

J'interroge les parents sur le mode nutritionnel suivi par l'enfant :

Matin

Bouillie de céréales au lait stérilisé + jus d'orange.

Midi

Crudités, dont tomates parfois + purée de légumes et pommes de terre + viande *ou* poisson + fromage *ou* fruit + jus de fruits fraîchement pressés.

Goûter

Un biberon de lait stérilisé + jus de fruits fraîchement pressés.

Dîner

Purée de légumes et pommes de terre + un œuf coque *ou* fromage + petite crème caramel *ou* flan + un jus de fruits fraîchement pressés.

J'informe les parents que cette alimentation est très équilibrée mais par contre très indigeste.

En effet, les tomates prises en début de repas ou les fruits pris en fin de repas, et surtout les jus de fruits, acidifient le milieu buccal et stomacal, rendant impossible la digestion des amidons, d'où fermentations, inhibition de la digestion et évacuation du bol alimentaire indigéré.

Se reporter à « Indigestion chronique » pour obtenir des explications plus détaillées.

conseils diététiques

1. Suppression du lait stérilisé et remplacement par du lait cru non pasteurisé (le lait stérilisé est très indigeste).
2. Suppression totale au petit déjeuner, au déjeuner et au dîner, des jus de fruits.

3. Suppression totale au déjeuner et au dîner des fruits et tomates ; en effet, lorsque ces aliments sont consommés avec des glucides, ils stagnent plusieurs heures dans l'estomac sans être digérés, provoquant la fermentation de tout le bol alimentaire.
   D'où d'importants troubles digestifs, et parfois, comme dans le cas présent, une évacuation spontanée du bol alimentaire en pleine fermentescence et putrescence.
4. Au goûter donner exclusivement un biberon de lait cru ou, à défaut, pasteurisé + un fruit *ou* un jus de fruits fraîchement pressés, non sucré.
5. Arriver progressivement à l'alimentation multi-individualisée n° 2, en gardant cependant fort longtemps la bouillie de céréales au lait au petit déjeuner.

résultats

Le mois suivant, lorsque je revois les parents et leur enfant, ceux-ci m'apprennent qu'il n'y a plus aucun problème de vomissement. Ils désirent toutefois me consulter pour être certains que l'enfant ne sera plus jamais atteinte de perturbations digestives.

vomissements chez un bébé de 3 mois

David S., 3 mois, Versailles.

Cet enfant est nourri par sa maman, ne reçoit rien d'autre que le lait maternel.

Sa mère m'ayant exposé les raisons de sa visite, j'entreprends de l'interroger sur son mode alimentaire. Ces questions ne lui semblent toutefois pas très opportunes. J'établis donc un bref interrogatoire alimentaire qui, malgré son caractère succinct, révèle deux points essentiels en rapport avec les vomissements de l'enfant.

Effectivement, la mère consomme quotidiennement un litre de bière pour, dit-elle, favoriser la lactation. La charcuterie est également consommée en importante quantité.

Comme cette jeune maman n'est pas très disposée à appliquer des conseils diététiques, je me limite à lui recommander de remplacer la bière par de l'eau de Volvic ou du Mont-Rocous, et les charcuteries par des crudités.

résultats

Je reçois des nouvelles de l'enfant au bout de quinze jours : le lait de la mère n'étant plus alcoolisé (bière consommée quotidiennement par la mère), et ne contenant plus de ptomaïnes (charcuteries), les vomissements de l'enfant se sont arrêtés progressivement et la maman est bien sûr satisfaite.

vomissements par carences en oligo-éléments

Jean-François B., 2 mois, Ivry (94).

Ce bébé vomit presque tous ses biberons ; les parents m'exposent les thérapeutiques jusqu'alors tentées. Ni les épaississants classiques, ni AETHUSIA CYNAPIUM 5 CH n'ont entraîné un résultat, pas plus d'ailleurs que les changements de lait.

Je prescris aux parents une goutte de présure à mêler au lait, sans toutefois obtenir de résultat.

Je suppose alors une carence en oligo-éléments et fais prendre quelques minutes avant chaque biberon :

20 gouttes d'Eau de mer dans un peu de Volvic.

résultats

Les parents ainsi que moi-même constatons avec joie que les vomissements de l'enfant ont cessé au bout de 24 heures.

absence d'appétit

Claude B., 6 ans, Lyon (69).

Mars 1981, un enfant maigre, hyposthénique, déminéralisé, ne mangeant rien à table, est l'objet de désespoir pour ses parents qui m'exposent son cas.

Les psychiatres consultés pour l'enfant ont supposé des troubles psychologiques et, quant aux psychologues consultés, ils rapportent les troubles de l'enfant à la naissance d'une sœur, non acceptée par l'exclusivisme du frère.

Je ne mets aucunement en doute ces affirmations, et procède comme de coutume à l'examen irien qui, à lui seul, révèle des précisions utiles : on observe d'importantes surcharges hépatiques et digestives.

J'interroge les parents sur le mode nutritionnel suivi par l'enfant :

Matin

Café au lait + pain beurré + miel *ou* confiture.

Midi

L'enfant refuse les crudités ; il n'aime que les pâtes, le riz à la sauce tomate, ainsi que les desserts, le chocolat, les confitures, les sucreries diverses.

Ses repas sont donc uniquement composés de pâtes ou de riz et de sucreries, largement accompagnés de sirops et limonades, ou de boissons à base de cola.

Goûter
L'enfant ne mange que du chocolat.

Dîner
L'enfant se nourrit de pâtes et de desserts.

Je suis stupéfait. Comment peut-on donner une telle alimentation aussi peu équilibrée à un enfant? Comment peut-on charger l'alimentation avec une telle quantité de glucides?

conseils diététiques

J'expose aux parents l'aberration du mode alimentaire suivi par leur enfant, et donne le planning diététique suivant :

1. Suppression totale des sirops, limonades.
2. Suppression du café au lait.
3. Suppression du chocolat à 16 h ; l'enfant pourra en consommer de temps à autre (3 fois par semaine), après les repas.
4. Mettre le tube digestif de l'enfant au repos durant 24 h en lui donnant exclusivement du potage de légumes.
5. Adoption de l'alimentation multi-individualisée n° 2.
6. Milieu des trois repas :
   1 cuil. à café de MINEROLA.

résultats

Les premiers jours ont été très pénibles, l'enfant pleurnichant pour recevoir ces fameux sirops, boissons à base de cola, limonades qui, dès le premier jour, avaient été bannis de l'alimentation.

Après quelques jours d'adaptation, l'enfant se découvre un appétit formidable, trépigne même si le repas a quelques minutes de retard.

Enfin, l'enfant acquiert une vitalité qui étonne l'entourage et son instituteur.

inappétence et spasmophilie

Corinne V., 17 ans, Paris.

Cette jeune fille est végétarienne. En 1977, il y a cinq ans, je l'avais soignée pour des troubles asthmatiques et de l'eczéma. L'asthme avait disparu en quelques mois, mais il m'avait fallu presque un an pour guérir l'adolescente de sa dermatose.

Depuis, sa santé était restée très satisfaisante. La jeune fille suivait l'alimentation multi-individualisée végétarienne n° 6 indiquée dans le présent ouvrage.

Toutefois depuis l'âge de 16 ans et demi — la jeune fille étant, rappelons-le, âgée de 17 ans lorsqu'elle vient me consulter — elle constate une diminution progressive de son appétit. Elle se met à table sans faim, a perdu du poids, est atteinte actuellement d'une légère spasmophilie.

Les parents accompagnent leur fille. J'interroge sur le mode alimentaire suivi par l'adolescente :

Matin
Caro (boisson de céréales torréfiées) + pain et graisse végétale de coprah.

Midi
Crudités variées + légumes *ou* pommes de terre *ou* céréales + 1 œuf *ou* 60 g (approximativement) de fromage.

Soir
Crudités légumes + légumes cuits et céréales (sur les plats de légumes, une dose importante de graisse de coprah).

Les parents m'expliquent qu'ils ont lu énormément d'ouvrages traitant des méfaits du cholestérol, d'où leur pratique de remplacement du beurre cru sur les aliments (légumes, pain), par la graisse végétale de coprah.

De même, toujours par crainte du cholestérol, les sous-produits animaux (œufs, fromages), ne sont utilisés qu'au repas de midi, le dîner excluant toute protéine de provenance animale.

J'expose alors aux parents la structure indigeste de la graisse de coprah qu'ils utilisent quotidiennement à dose importante, et que ce corps gras inhibe la digestion de leur fille, provoquant cette inappétence et l'amaigrissement.

La perte de poids est d'ailleurs provoquée par la suppression de protéines d'origine animale au dîner ; l'abstention protéique est en effet responsable de la fonte musculaire constatée. Les protéines animales — pour les végétariens, sous-produits animaux (œufs, fromages) —, sont indispensables à deux repas quotidiens, et cela est un minimum.

L'organisme, en effet, n'établit aucune réserve protéique ; même dans le cas de l'alimentation végétarienne où 2 œufs ainsi que 100 g de fromage seraient présents au repas de midi, on observerait une carence protéique si le repas du soir excluait tout élément protéique.

La fréquence de la ration protéique se montre encore plus importante que la quantité protéique.

Il ne faut pas croire que la consommation abondante de protéines au repas de midi justifie son abstention au repas du soir. Il est nécessaire de consommer une ration protéique normale à chacun des deux principaux repas, déjeuner et dîner.

Quant à la spasmophilie, celle-ci s'explique tant par la carence en protéines que par la carence en vitamine D 3. Le repas du soir ne comporte en effet ni œufs ni fromage (carence en vitamine D), le petit déjeuner ne comprend pas de beurre (également carence en vitamine D).

conseils diététiques

1. Alimentation multi-individualisée n° 6.

2. Au milieu des 3 repas, prendre :

   1/2 comprimé de P.O.P. ;
   1/2 cuil. à café de MINEROLA.

résultats

L'appétit revient en moins d'un mois, la forme et la reprise pondérale suivent le même chemin.

aérogastrie — aérocolie

Frédéric T., 17 ans, Villeurbanne (69).

Cet adolescent vient me consulter pour des flatulences telles qu'il se voit obliger d'abandonner le cyclisme.

Effectivement, en période de course, l'adolescent éprouve d'importantes difficultés respiratoires tant l'étage sous-diaphragmatique (ventre, estomac, intestins) est gonflé et gêne la respiration.

Le jeune sportif a rendu visite à plusieurs gastro-entérologues, démarches qui n'ont donné aucun résultat.

Je procède à l'examen irien et note au niveau de la zone digestive ce que Jensen, iridologue américain, traduit par « poches de gaz ».

J'entreprends d'interroger l'adolescent sur son mode alimentaire :

Matin
1 bol de lait + pain beurré + miel.

Midi
Crudités variées + pommes de terre *ou* pâtes *ou* riz *ou* légumes + viande *ou* poisson + fromage + 2 cuill. à café de miel *ou* de confiture.

Goûter
2 yaourts *ou* 2 fruits.

Dîner
Salade verte + omelette ou jambon ou poisson + fromage + 2 cuil. à café de miel ou de confiture.

J'explique à l'adolescent sportif que le lait est un aliment très difficile à digérer, excepté pour le nourrisson. Passé ce très jeune âge en effet, la présure stomacale diminue et disparaît progressivement, le même phénomène se produisant pour la lactase intestinale. D'où l'intolérance au lait de nombreuses personnes.

J'explique également au jeune garçon que le miel et la confiture, dont il fait un usage quotidien, sont des inhibiteurs de la digestion.

Je lui conseille de :

1. Supprimer totalement le miel et la confiture.
2. Remplacer le bol de lait du petit déjeuner par une chicorée teintée de lait ou un cacao non composite (3/4 eau, 1/4 lait).
3. Adopter l'alimentation multi-individualisée n° 3.
4. Prendre au milieu des 3 repas :

   2 comprimés GERIAROLA (destiné à augmenter le rendement sportif)
   +
   1 comprimé de P.O.P. (destiné à augmenter le rendement sportif, l'adolescent étant très motivé).

résultats

J'ai l'occasion de revoir cet adolescent deux mois après : les flatulences ont disparu durant la première phase de la journée, mais persistent durant l'après-midi.

Etonné de ce demi-résultat, j'entreprends d'interroger à nouveau le jeune garçon sur son mode nutritionnel et constate que les repas de midi et du soir comportent toujours les 2 cuillères à café de miel.

Le jeune sportif m'apprend qu'il a tenu compte de l'opinion de sa famille lui affirmant que l'usage du miel « n'a jamais fait de mal à personne » et qu'en aucun cas le miel ne saurait être responsable de troubles digestifs.

Lors de cette seconde consultation, j'insiste sur l'aspect négatif du miel dans le mode nutritionnel de l'adolescent qui est désormais résolu à l'exclure de son alimentation. Il terminera ses repas ou par un fromage ou un dessert style crème caramel, flan vanille, tarte aux fruits cuits.

résultats

Je revois le jeune garçon deux mois plus tard ; sa forme est parfaite, il ne souffre plus de flatulences.

flatulences dues à un excès de fibres

Jérôme B., 17 ans, Ivry (94).

Ce jeune garçon, qui vient me consulter en mai 1982, suit un système alimentaire appelé *crudivorisme.* Il s'alimente ainsi :

Midi
Crudités variées + 1 à 2 œufs coque + yaourts.

Soir
Fruits + fromage blanc ou fruits de mer.

Une à deux fois par semaine, de la viande ou du poisson en remplacement des œufs du repas de midi ainsi que des pommes de terre ou du riz au repas du soir.

Ce système alimentaire n'apportant qu'une ration infime au point de vue énergétique, calorique, puisque les glucides concentrés tels que les céréales, les tubercules, sont réduits à l'extrême, et que les protéines sont absorbées sans farineux donc très peu assimilées, le jeune garçon a faim en permanence.

Aussi mange-t-il pratiquement toute la journée. Et quel type d'aliments ?

Ceux « permis » par la théorie du système alimentaire crudivore : les fruits principalement.

L'application du crudivorisme entraîne évidemment une ingestion énorme de crudités légumes à midi, de crudités fruits le soir et de fruits toute la journée.

L'apport de fibres cellulosiques est excessif, d'où les flatulences et la dilatation du tube digestif fréquemment observées chez les adeptes du système alimentaire crudivore.

Malgré l'aspect décharné du jeune garçon — 39 kg pour la taille de 1,70 m — et l'état délabré du tube digestif, l'adolescent veut continuer à appliquer ce système alimentaire.

L'évidence des troubles de santé ressentis par l'adolescent, de même que mon exposé sur les inconvénients, conséquences de l'application d'un tel système alimentaire déséquilibré, ne peuvent s'opposer à la volonté du jeune garçon.

Il n'est jamais revenu me consulter ; je ne sais où en est son état de santé actuellement.

ballonnements, coliques sommeil perturbé

Valérie R., 9 ans, Lille (59).

On m'amène cette enfant qui s'est toujours bien portée : croissance satisfaisante, bon équilibre général, activité et application excellentes mais qui, depuis quelques mois, se plaint de très forts ballonnements et de douleurs intestinales particulièrement pénibles la nuit.

Je procède à l'examen irien : observation d'un relâchement de la trame irienne au niveau du pancréas et du foie.

J'interroge les parents sur le mode nutritionnel de l'enfant :

Matin
Cacao à l'eau (l'enfant n'aime pas le lait) + pain beurré + confiture.

Midi
Crudités variées + légumes *ou* pommes de terre *ou* pâtes *ou* riz + viande *ou* poisson + fromage *ou* crème caramel *ou* tarte aux fruits + eau et hydromel.

Goûter
Fruits de saison ou très rarement : dattes, pruneaux.

Dîner
Crudités + légume *ou* pommes de terre + œufs au plat *ou* poisson + fromage + eau et hydromel.

conseils diététiques

1. Suppression de la confiture au petit déjeuner.
2. Suppression des fruits secs au goûter.
   En effet, dattes, figues, pruneaux ne doivent pas être consommés dans l'après-midi car ils constituent une quatrième source de glucides concentrés et sont une surcharge. Il est conseillé d'utiliser les fruits secs exclusivement au petit déjeuner, sans y ajouter un quelconque autre aliment ; lorsque les fruits secs constituent le petit déjeuner, leur digestion est aisée et ils ne produisent aucune surcharge glucidique.
3. Suppression de l'hydromel.
   Cette boisson, ainsi que tout ce qui s'apparente au miel, possède une action inhibitrice de la digestion. L'hydromel, dans le cas présent, est responsable des troubles digestifs ressentis par l'enfant.
4. Adoption de l'alimentation multi-individualisée n° 2.

5. Au milieu des repas :
   2 comprimés GERIAROLA
   \+
   1/2 comprimé P.O.P.

résultats

Résultats ultra-rapides puisque, en moins de deux semaines, tous les troubles présentés par l'enfant ont disparu.

gastro-entéro-colite très grave avec constipation

Patricia Y., 16 ans, Le Mans (72).

En octobre 1973, je vois entrer dans mon bureau cette adolescente aux cheveux noirs, aux yeux noirs et enfoncés dans un visage anguleux, le regard tragique, l'aspect squelettique, des mains maigres et noueuses comme agrippées au ventre : l'enfant a de telles douleurs qu'elle se déplace en se pressant les mains contre le ventre.

Je sais d'emblée que ce cas pathologique ne sera pas aisé à résoudre.

Les parents qui accompagnent leur enfant, en la soutenant, m'apprennent que, depuis l'âge de 10 ans, Patricia souffre atrocement du ventre. « C'est véritablement, disent-ils, une infirme du tube digestif... »

Le nombre de gastro-entérologues, de guérisseurs, d'acupuncteurs et d'homéopathes qui ont été consultés, dépasse un chiffre que l'on ne pourrait imaginer.

L'abdomen est impossible à palper tellement il est douloureux. A l'examen irien, il est également impossible de se faire une idée de l'état organique ; les taches, signes, lacunes sont multiples, rendant difficile toute interprétation.

J'interroge les parents sur le mode nutritionnel de l'enfant :

Matin
Muesli (céréales crues + miel + raisins secs + lait en poudre + fruits).

Midi
Légumes cuits et pommes de terre + viande au gril *ou* poisson à l'eau + fromage blanc maigre + compote de fruits + infusion au miel (pour adoucir les muqueuses, disent les parents).

Soir
Même repas que celui de midi.

conseils diététiques

1. Suppression du miel ainsi que des infusions sucrées au miel. Le miel consommé lors d'un repas avec d'autres aliments est un puissant inhibiteur de la digestion buccale et gastrique : il entraîne la fermentation des amidons et la putréfaction des protéines.

2. Suppression du muesli (mélange de céréales complètes crues, fruits, miel, fruits secs).
   Les céréales complètes crues sont très indigestes ; associés à des céréales, les fruits stagnent un temps très long dans l'estomac, fermentent et entraînent la fermentation du bol alimentaire.
   Le miel, autre composante du muesli, est fortement inhibiteur de la digestion lorsqu'il est associé à d'autres aliments. Quant aux fruits secs, leur parfaite digestion n'est possible qu'à la condition d'être consommés seuls. L'incompatibilité digestive entre les différents aliments qui composent le muesli fait de cette denrée à la mode une véritable « bombe » à fermentescence et putrescence dans le tube digestif.

3. Adoption de l'alimentation multi-individualisée n° 5 durant trois mois, à laquelle suivra l'alimentation multi-individualisée n° 4.

4. 10 minutes avant le repas de midi :
   1 cuil. à café à quelques cuillerées à soupe de JUS DE POMME DE TERRE (progressivement) dans de l'eau tiède.
5. 10 minutes avant le repas du soir :
   1 cuil. à café à quelques cuillerées à soupe de JUS DE CHOU (progressivement) dans de l'eau tiède.
6. Au milieu des repas :
   1/2 comprimé P.O.P.
7. Après le repas :
   une infusion chaude de MENTHE • BADIANE • CAMOMILLE.
8. Massages de la région hépatique et de l'abdomen.
9. Repos pré et postprandial.

résultats

Après un an de soins assidus, l'adolescente ne souffre plus de l'abdomen. Sa digestion demeure assez fragile mais l'on observe un gain de quelques kilos.

L'alimentation est devenue plus variée, beaucoup plus agréable et l'adolescente a un tonus qu'elle n'a jamais connu jusqu'alors.

Les résultats obtenus apparaissent aux yeux de l'adolescente plus que suffisants.

ballonnements — digestion difficile fatigue d'origine digestive

Jean-Paul E., 14 ans, Paris.

Cet enfant se plaint du ventre ; il est gonflé, a des douleurs abdominales et se sent très fatigué durant toutes les périodes où il est atteint de coliques. Comme ces derniers troubles sont de plus en plus fréquents, les parents s'inquiètent.

Le jeune garçon a également une mauvaise haleine. La paume de ses mains est très jaune, ce qui constitue un indice de souffrance hépatique.

Je procède à l'examen irien et note un certain relâchement de la trame irienne au niveau du pancréas, du foie, ainsi qu'un cercle rouille très étendu dans la zone digestive.

J'interroge les parents sur le mode alimentaire suivi par l'enfant :

Matin
Café au lait + pain beurré + confiture.

Midi
Crudités *ou* charcuterie + légumes *ou* pommes de terre *ou* pâtes *ou* riz + viande *ou* poisson + fromage *ou* fruit *ou* tarte (une fois par semaine, le dimanche).

17 h
Pain beurré + chocolat *ou* confiture.

Soir
Crudités *ou* charcuterie + légume cuit *ou* pommes de terre *ou* riz + poisson *ou* œuf + fromage *ou* fruit.

conseils diététiques

1. Suppression du café au lait, de la confiture, du goûter hyperglucidique.
   Suppression des fruits aux repas (nuisibles lorsqu'ils sont associés à un glucide concentré tels que le pain, les céréales, les pâtes, le riz, les pommes de terre).
   Dans ce cas, la digestion est longue ; les fruits ne connaissant pas un bref temps de passage stomacal du fait de leur association aux amidons, ils subissent une fermentation et occasionnent la fermentation de tout le bol alimentaire.
   Ce n'est pas comme on pourrait le croire un simple antagonisme acide-amidon, car certains fruits ne contenant pas d'acides, tels les melons et pastèques, perturbent tout

autant la digestion que les fruits riches en acides tels les oranges, citrons, pamplemousses.

2. Alimentation multi-individualisée n° 2.
3. Au milieu des 3 repas :
   2 comprimés GERMROLA
   +
   1/2 comprimé P.O.P.

résultats

En moins de deux mois, il n'existe plus ni troubles digestifs ni fatigue.

nausées — flatulences — haleine fétide tendances diarrhéiques

Xavier R., 11 ans, Montrouge (92).

L'enfant suit une alimentation végétarienne. Il vient consulter car il souffre de troubles digestifs qui occasionnent une grande fatigue, d'où un fléchissement de l'activité scolaire. L'enfant se plaint, en outre, de douleurs abdominales.

Les traitements suivis jusqu'alors semblent rester sans effet.

Je procède à l'examen irien sans noter d'indice particulier. Le fait de ne rien déceler dans l'iris permet d'induire fréquemment un mode de vie aberrant comme cause des troubles.

Le mode alimentaire de l'enfant est le suivant :

Matin

Infusion + pain semi-complet beurré.

Midi

Fruits frais + plus céréales + 1 à 2 œufs + fromage *ou* flan *ou* tarte aux fruits cuits + eau du Mont-Rocous.

17 h

Fruit *ou* yaourt

Soir

Fruits + céréales *ou* pommes de terre + fromage à volonté.

Les parents ne comprennent pas qu'avec une alimentation végétarienne qu'ils estiment, à juste titre, bien équilibrée, l'enfant souffre de troubles digestifs.

J'explique alors aux parents que les fruits consommés en début de repas sont tout aussi nuisibles pour la digestion que lorsqu'ils sont pris en fin de repas.

Effectivement, la prise de fruits au début des repas acidifie d'emblée le milieu buccal et stomacal ; de ce fait la ptyaline ou amylase salivaire se trouve totalement inactivée.

Les céréales, le pain, les pommes de terre — c'est-à-dire les glucides concentrés — ne peuvent dans ce cas subir une digestion normale.

Les glucides concentrés non digérés normalement, du fait de leur association aux fruits, vont être l'objet d'une fermentation acide et alcoolique, d'où les troubles digestifs constatés chez l'enfant.

conseils diététiques

1. Suppression des fruits, tomate, melon pris en début de repas (tomate et melon sont effectivement des fruits).
2. Au goûter : fruits (dont tomate, melon si l'enfant en manifeste le désir) + fromage blanc *ou* yaourt non sucré.
3. Adoption de l'alimentation multi-individualisée n° 6.
4. Infusions de MENTHE • BADIANE • CAMOMILLE, non sucrées après les repas.
5. Au milieu du repas de midi :
   1 cuil. à café de MINEROLA.

résultats

Je revois cet enfant deux mois plus tard, en mai 1979 ; il est beaucoup mieux, mais quelquefois encore il a mal au ventre et a quelques tendances diarrhéiques.

Le résultat obtenu ne me satisfait pas intégralement, et comme toujours en pareil cas lorsqu'il s'agit de végétarisme, je demande à la mère la nature de la graisse de cuisine employée.

La réponse est très souvent identique : il s'agit de la graisse de coprah.

Je conseille donc la suppression de cette graisse végétale pour lui préférer l'huile d'arachide.

Je revois l'enfant à nouveau deux mois après ; il ne ressent plus le moindre trouble digestif, plus la moindre diarrhée, plus la moindre colique.

douleurs stomacales violentes
s'accompagnant de lèvres crevassées, d'irritation anale et de fatigue accentuée

Samuel O., 12 ans, Lille (59).

Jusqu'à une date encore récente, l'enfant se portait assez bien ; depuis quelques mois, une fatigue, un teint pâle sont apparus. L'enfant souffre, en outre, de violentes douleurs stomacales inexpliquées, les lèvres sont crevassées, irritation rectale vive.

Les parents se disent consternés ; ils font tout ce qui leur est possible afin que leur fils soit en bonne santé. « La santé prime tout », affirment-ils même.

Je procède à l'examen irien : j'observe une zone digestive très marquée, la teinte générale de l'iris apparaît comme délavée, signant une certaine déminéralisation.

J'interroge sur le mode alimentaire de l'enfant :

Matin
Chocolat au lait + pain beurré.

« Samuel n'aime ni la confiture ni le miel... », commente la mère d'un ton désespéré.

Midi
1 grand verre de jus de légumes lacto-fermenté + crudités + légumes *ou* pommes de terre *ou* céréales + viande *ou* poisson *ou* œufs + fromage *ou* tarte *ou* flanc *ou* fruit + eau de Volvic.

Goûter
Pain + chocolat + fruit.

Soir
1 grand verre de jus de légumes lacto-fermenté + crudités variées + céréales *ou* pommes de terre + omelette *ou* poisson + fromage *ou* fruit + eau de Volvic.

conseils diététiques

1. Suppression du repas hyperglucidique de 17 h ; le goûter sera désormais composé de :

   fruit + fromage blanc *ou* yaourt non sucré *ou* œuf coque.

2. Suppression des fruits aux repas de midi et du soir.

3. Suppression essentielle du jus de légumes lacto-fermenté ; suite à la rencontre fortuite entre les parents et un naturopathe dans une boutique diététique, ce dernier avait recommandé aux parents l'usage du jus de légumes lacto-fermenté à leur enfant.
   Or cet enfant de type longiligne, fatigable, oxyde très mal les acides, et en particulier l'acide lactique contenu dans les jus de légumes lacto-fermentés, fait qui entraînait la fatigue générale de l'enfant.
   De plus, les jus de légumes lacto-fermentés consommés en début de repas acidifient le milieu buccal et prématurément le milieu stomacal, inactivant totalement l'action de la ptyaline salivaire, d'où fermentation acide et alcoolique des amidons.

En outre, l'acide lactique exerçait une action corrosive au niveau des muqueuses, ce qui explique les violentes douleurs stomacales, rectales de l'enfant.

4. Adoption de l'alimentation multi-individualisée n° 2.
5. Au milieu des 3 repas :
   2 comprimés GERMROLA
   +
   1/2 comprimé P.O.P..

résultats

La guérison est acquise en moins d'une semaine.

ballonnements avec digestion difficile et somnolence postprandiale

Pierre M., 18 ans, Tours (37).

En mars 1976, je reçois cet adolescent qui me dit d'emblée : « Monsieur Masson, vous ne pouvez sans doute rien pour moi ; je suis en effet tous les conseils donnés dans vos livres et pourtant je digère mal, j'ai des flatulences, je m'endors après les repas et cela perturbe beaucoup mes études. »

Je procède à l'examen irien, notant une digestion perturbée.

J'interroge l'adolescent sur son mode nutritionnel :

Matin
Chicorée teintée de lait + pain semi-complet beurré.

Midi
Crudités variées et très souvent salade de tomates + légumes *ou* pommes de terre *ou* pâtes *ou* riz + viande *ou* poisson + fromage

ou tarte aux fruits cuits *ou* crème caramel *ou* flan vanille + eau de Volvic.

17 h
Fruit *ou* yaourt

Soir
Salade verte *ou* salade de tomates + pommes de terre + poisson *ou* œufs *ou* viande + fromage *ou* crème caramel *ou* tarte *ou* flan vanille *ou* flan praliné + eau de Volvic nature.

Je pose à ce garçon très sympathique la question suivante : « Ne souffrez-vous pas de troubles digestifs l'été en particulier ? », question à laquelle il me répond par l'affirmative.

J'informe alors le jeune garçon que la tomate, aliment sur lequel j'insiste dans mes ouvrages, est un fruit qui ne supporte pas d'être associé à des farineux ou féculents. Consommée en entrée, la tomate entraîne chez la plupart des individus des perturbations digestives considérables.

La tomate consommée aux repas entre rapidement en fermentation, occasionnant également celle des amylacés.

conseils diététiques

1. Supprimer totalement les tomates aux repas.
2. Consommer les tomates en repas exclusif à 17 h si l'on aime particulièrement ce fruit.
3. Poursuivre l'alimentation adoptée.

résultats

Au bout d'une semaine, le jeune garçon me téléphone pour m'apprendre que ses troubles digestifs ont totalement disparu ainsi que la somnolence postprandiale, cela par la simple suppression des tomates aux repas.

diarrhée matinale vers 11 h et entéro-colite

Muriel T., 9 ans, Lyon (69).

Cette enfant est l'objet tous les matins vers 11 h de violentes coliques et elle ressent rapidement le besoin d'éliminer. Après les accès de diarrhée, l'enfant est soulagée, se trouve beaucoup mieux pour le restant de la journée.

Son activité scolaire est toutefois compromise par ces troubles diarrhéiques qui, par ailleurs, fatiguent énormément l'enfant.

Les spécialistes consultés ont étiqueté ces troubles entéro-colite infectieuse. Les antibiotiques ont été utilisés avec des résultats momentanés, occasionnant une grande fatigue chez l'enfant.

A l'examen irien, je note une zone colique très irritée.

J'interroge les parents sur le mode nutritionnel de l'enfant :

Matin
Dattes *ou* figues *ou* pruneaux *ou* raisins secs + yaourt.

Midi
Crudités variées + légumes *ou* pommes de terre *ou* pâtes *ou* riz + viande *ou* poisson *ou* œufs + dessert (crème caramel, tarte aux fruits cuits, *ou* semoule *ou* riz au lait) + eau du robinet.

17 h
L'enfant ne consomme rien au goûter ; elle n'a pas faim.

Soir
Salade verte *ou* jambon + omelette *ou* poisson + fromage + eau du robinet.

conseils diététiques

1. Remplacer l'eau du robinet par une eau peu minéralisée (Volvic, Evian, Mont-Rocous, Katell-Roc).

2. Supprimer les yaourts le matin dans le but d'améliorer la digestion ; en effet, la prise de fruits secs au petit déjeuner est acceptable lorsque leur mastication est suffisante ; les fruits secs, tels que les dattes, raisins secs, pruneaux, bananes séchées, peuvent être consommés le matin en place du petit déjeuner : c'est-à-dire qu'ils constituent le petit déjeuner.
   Très mastiqués, consommés donc en petit déjeuner à l'exclusion de tout autre aliment, et en quantité raisonnable, les fruits secs sont en général très bien tolérés digestivement.
   Il ne faut pas oublier que les fruits secs figurent parmi les aliments difficiles à digérer.
   Or, dans le cas de la petite Muriel qui consommait les fruits secs avec un yaourt, l'acide lactique de ce dernier acidifiait les fruits secs, les rendant impossibles à digérer. Ce qui expliquait la diarrhée matinale de 11 h.

3. Suivre durant un mois l'alimentation multi-individualisée n° 5, le mois qui succède, suivre l'alimentation multi-individualisée n° 4.
   Par la suite, adopter l'alimentation multi-individualisée n° 2 en conservant le petit déjeuner de fruits secs auquel l'enfant tient beaucoup ; les fruits secs devront être consommés en quantité raisonnable, très mastiqués et une espèce à la fois (un jour figues, un jour pruneaux, un jour dattes, un jour raisins secs, un jour bananes séchées).

résultats

Les parents ne sont pas revenus avec la petite Muriel, mais j'apprends, par l'intermédiaire de patients qu'ils m'ont adressés, que tout est rapidement rentré dans l'ordre.

diarrhée et entéro-colite

Joël B., 11 ans, Paris.

Cet enfant végétarien souffre deux fois par jour de violentes diarrhées, accompagnées de douleurs crampoïdes qui l'obligent à se plier en deux. « Joël souffre atrocement », m'expose le père.

Ce garçon est très affaibli par ses diarrhées et ses douleurs continuelles.

Les parents ont consulté différents naturopathes qui ont tous affirmé que l'alimentation de l'enfant était excellente, et qu'en aucun cas elle ne saurait être responsable des troubles présentés par l'enfant.

Des traitements naturels divers ont été essayés, sans résultat.

Je procède à l'examen irien et note la zone hépatique et colique très inflammée.

J'interroge sur le mode nutritionnel de l'enfant :

Matin
Dattes, figues, pruneaux + orange *ou* pamplemousse *ou* ananas.

Midi
Crudités variées + légumes et pommes de terre + œufs (une fois par semaine, poisson) + eau de Volvic.

Goûter
Dattes, figues, pruneaux + ananas, orange *ou* pamplemousse.

Soir
Crudités ou salade verte + pommes de terre ou céréales + fromage + eau de Volvic.

J'explique aux parents que la diarrhée de l'enfant, ses violentes douleurs crampoïdes s'expliquent par des raisons évidentes.

En effet, les fruits secs représentent des aliments très difficiles à digérer. Or l'enfant en consomme d'importantes quantités, faisant des mélanges de fruits secs ; ce qui accentue les difficultés digestives.

De plus, les fruits secs sont consommés deux fois par jour (petit déjeuner et goûter) ; la digestion est, de ce fait, rendue extrêmement difficile.

S'y ajoute un facteur autre d'indigestion : l'association de fruits acides, agrumes (citrons, pamplemousses, ananas) aux fruits secs. Les fruits secs acidifiés par les acides tartrique, malique des fruits acides provoquent d'insurmontables difficultés digestives.

Dans le cas de l'enfant, son organisme évacue ce mélange incompatible à digérer sous forme de diarrhées s'accompagnant de douleurs crampoïdes.

conseils diététiques

1. Suivre exactement la même alimentation
   en modifiant la composition du petit déjeuner, exclusivement :

   • *fruits secs (une espèce à la fois : ou dattes ou* figues, *ou* pruneaux, *ou* raisins secs, *ou* bananes séchées très mastiqués, en quantité raisonnable ;

   en modifiant la composition du goûter, exclusivement :
   • *fruits frais (oranges ou* pamplemousses *ou* pommes, etc.).

résultats

La consommation de fruits secs en repas exclusif, sans mélange, une fois par jour (petit déjeuner), la consommation de fruits frais uniquement à 17 h au goûter, ont entraîné la disparition ultra-rapide des troubles diarrhéiques et coliques de l'enfant.

En quelques jours, seulement, l'enfant a cessé totalement de souffrir et a trouvé une forme qui étonne encore aujourd'hui les parents.

entéro-colite — diarrhée douleurs crampoïdes terribles

Bruno E., 19 ans, Paris.

Ce jeune garçon d'apparence solide, athlétique, s'assied face à mon bureau et me dit : « Sans plaisanter, monsieur Masson, je suis " foutu "... Si vous ne pouvez rien pour moi, j'ignore ce que je ferai... »

Je ne peux que déconseiller à l'adolescent ce négativisme dont il fait preuve, lui demandant de m'exposer sa situation.

« Voilà ; j'ai consulté plusieurs médecins ainsi que plusieurs de vos collègues, et j'en suis toujours au même point...

« Je suis pris d'accès quasi quotidiens de diarrhée s'accompagnant parfois de vomissements ; le tout agrémenté de douleurs intestinales violentes qui me laissent complètement épuisé. Lorsque cela me prend en course (le garçon fait du cyclisme), je suis parfois au bord de la syncope... Je viens vous voir en dernier ressort ; si vous ne pouvez rien, j'ignore ce que je ferai... », me répète-t-il. « Le sport représente pour moi toute ma vie... Si je suis obligé de l'arrêter... »

Le jeune garçon ne termine pas sa phrase, mais son désespoir manifeste est suffisamment expressif.

A l'examen irien, je note des signes inflammatoires sur la région du foie, du côlon et du pancréas.

Je questionne l'adolescent sur son mode nutritionnel :

Matin
Pain + omelette *ou* viande froide + fromage + 2 tranches de pain d'épice + 1 grand verre de jus d'orange.

Midi
Crudités variées + charcuterie + viande *ou* poisson + légumes

ou pommes de terre *ou* pâtes *ou* riz + fromage + fruit + eau du robinet.

17 h
2 tranches de pain d'épice + 1 verre de jus d'orange.

Soir
Crudités + charcuterie + omelette *ou* poisson + fromage + fruit + eau du robinet.

conseils diététiques

1. Suppression de l'eau du robinet et remplacement par l'eau de Volvic *ou* Mont-Rocous *ou* Katell-Roc.

2. Suppression de la charcuterie.
La charcuterie contient des graisses indigestes et parfois des ptomaïnes, des leucomaïnes, c'est-à-dire des toxines de putréfaction.

3. Suppression des fruits aux repas.
Les fruits consommés aux repas demeurent dans l'estomac plusieurs heures, ne subissent pas de digestion, fermentent et entraînent la fermentation-putréfaction de tout le bol alimentaire.

4. Suppression du mélange pain d'épice et jus d'orange (petit déjeuner et goûter), qui constitue pour l'organisme un mixage extrêmement indigeste ; en effet, le pain d'épice qui contient de la farine et du miel est déjà particulièrement indigeste : le miel, par son action inhibitrice sur la muqueuse buccale et stomacale, empêche toute digestion de la farine. Le jus d'orange inactive totalement la ptyaline salivaire, en acidifiant l'amidon et le miel.
Cette consommation simultanée de pain d'épice et de jus d'orange aboutit à la transformation du tube digestif en une « bombe » à fermentescences et putrescences. Le mélange pain d'épice-jus d'orange *ou* jus de fruits n'a d'équivalent en nocivité digestive que les mueslis.
Le pain d'épice est un aliment extrêmement indigeste ; il sera toléré uniquement pour les digestions solides, toujours consommé en petite quantité et seul. Le pain d'épice

constituera alors de temps à autre le petit déjeuner, accompagné d'une infusion. Mais l'on devra éviter systématiquement de joindre à la consommation de pain d'épice un jus de fruits quelconque ; de graves troubles digestifs sont à craindre.

5. Adoption de l'alimentation multi-individualisée du sportif n° 3.

6. Au milieu des trois repas :

   1 comprimé P.O.P.
   +
   2 comprimés GERMROLA.

7. Débuter ces soins par un repos complet et une diète au potage de légumes sur 24 heures.

résultats

En trois semaines, guérison totale. Le jeune garçon poursuit désormais un entraînement sportif normal.

colite spasmodique avec flatulences et diarrhée nocturne

Martine T., 15 ans, Bordeaux (33).

Les parents accompagnent leur enfant qui s'est toujours bien portée jusqu'à un récent séjour à Londres ; depuis elle est continuellement malade.

Le sommeil perturbé par les coliques et la diarrhée nocturne contrarient fortement l'adolescente.

A l'examen irien, je note une inflammation de tout le tractus digestif.

J'interroge sur le mode nutritionnel de l'adolescente :

Matin
Thé + pain beurré + ketchup abondant sur les tartines.

Midi
Crudités variées + légumes et pommes de terre + viande *ou* poisson + fromage *ou* tarte aux fruits *ou* flan + ketchup sur tous les plats + eau du robinet.

17 h
Thé + pain beurré + ketchup sur les tartines.

Soir
Salade verte *ou* crudités variées + légumes et pommes de terre + poisson *ou* œufs *ou* jambon + fromage + eau du robinet.

Etablissant un rapport entre les troubles de l'enfant depuis son séjour en Angleterre et l'éventuel début d'usage du ketchup durant cette période, j'interroge les parents sur ce sujet.

« Oui, c'est une chose que Martine n'employait pas du tout avant son voyage », répond la mère.

Cette observation est très importante car, malgré la teneur hyperglucidique du goûter, l'adolescente jouissait d'une bonne santé générale jusqu'à son séjour à Londres.

Mais le fait d'avoir largement utilisé du ketchup quatre fois par jour, associé aux repas de glucides, a entraîné l'inactivation totale de la ptyaline salivaire et la fermentation acido-alcoolique des pains, céréales, pommes de terre, pâtes et riz.

D'où les troubles digestifs, la diarrhée, les flatulences et les coliques chez cette adolescente.

conseils diététiques

1. Supprimer l'eau du robinet et la remplacer par l'eau de Volvic *ou* Mont-Rocous *ou* Katell-Roc.

2. Supprimer totalement le ketchup.

3. Suivre l'alimentation multi-individualisée n° 2 ; tolérance au petit déjeuner d'un thé très léger ou d'un thé déthéiné.

4. Au milieu, des trois repas, prendre :
   1 comprimé P.O.P.
   +
   1 comprimé GERMROLA.
5. Utilisation des aromates : MENTHE ● ESTRAGON ● CORIANDRE ● CUMIN.

résultats

En moins de trois semaines, cessation totale de tous les troubles.

coliques s'accompagnant de gonflements abdominaux et gaz

Maxime S., 11 ans, Marseille (13).

Il s'agit d'un enfant végétarien, maigre, pâle, d'aspect décharné. Toutefois les parents ne m'amènent pas leur enfant pour ce motif ; ils m'expliquent que lorsqu'ils habitaient Paris, leur fils ne se plaignait jamais de troubles digestifs, n'avait pas mal au ventre, son abdomen n'était pas gonflé comme il l'est actuellement.

C'est depuis qu'ils se sont établis à Marseille que l'enfant se plaint constamment du ventre, que son abdomen est ballonné, et qu'il souffre de fréquentes coliques.

Les parents ne savent à quoi attribuer cet état.

Je procède à l'examen irien, et note une trame irienne très lâche, ce qui indique la fatigue et une certaine dénutrition.

On relève une inflammation marquée dans toute la zone digestive et en particulier dans la zone colique.

J'interroge les parents sur le mode nutritionnel de l'enfant :

Matin
Pain complet (taux d'extraction 92 %) + beurre + infusion.

Midi
Crudités variées + légumes *ou* céréales + 1 à 2 œufs *ou* fromage + crème caramel *ou* tarte aux fruits cuits *ou* flan.

Goûter
Fruit + fromage blanc *ou* yaourt non sucré.

Soir
Salade verte + légumes et pommes de terre + peu de fromage (50 g) + eau de Volvic *ou* Mont-Rocous.

Les parents se montrent perplexes ; ils ont lu mes trois ouvrages : *Soignez-vous par la nature, Folie et sagesse des médecines naturelles, Super-régénération par les aliments-miracles.*

Selon eux, ils appliquent correctement mes directives diététiques.

Je rectifie leur observation en spécifiant qu'ils appliquent presque mes conseils, mais pas complètement ; j'en veux pour preuve l'alimention suivie par leur enfant.

En effet, le petit garçon consomme 1 ou 2 œufs au repas de midi, alors qu'il est beaucoup plus adapté d'utiliser 2 œufs systématiquement au déjeuner dans une alimentation végétarienne.

Quant au repas du soir, la ration de 50 g de fromage est nettement insuffisante au point de vue protéique. Pour un enfant végétarien, 100 g de fromage représentent un minimum au repas du soir.

C'est à ces deux conditions que sera évitée toute perturbation de la croissance.

En ce qui concerne les perturbations digestives de l'enfant, je m'accorde un temps de réflexion car je ne sais à quelles causes les attribuer.

Toutefois, la solution doit apparaître et, pour cela, je demande à la mère la nature de la graisse de cuisine employée, étant persuadé qu'il s'agit de la graisse de coprah.

« Non. J'utilise l'huile d'arachide ainsi que vous le conseillez dans vos livres », me répond la jeune mère.

J'interroge alors sur la consommation de pain complet; l'enfant emploie-t-il ce pain à chaque repas?

« Oui, assez largement », m'est-il répondu.

Opportunité d'une autre question sur la similitude du pain employé actuellement à Marseille et autrefois à Paris.

« Non. Le pain que nous trouvons à Marseille nous semble plus compact, moins bien travaillé et mon mari le digère difficilement. »

conseils diététiques

1. Suivre l'alimentation multi-individualisée végétarienne n° 6.
2. Bien observer dans ce type d'alimentation multi-individualisée la ration indiquée de sous-produits animaux (œufs, fromages).
3. Utiliser un pain à taux d'extraction non pas de 92 %, mais de 85 % ; exiger un pain bien travaillé, très « aéré »; cette qualité de pain a autant d'importance que son origine biologique. S'il est impossible de se procurer un tel pain, utiliser des biscottes complètes marque BORSA, qualité biologique.

résultats

Je devais revoir l'enfant deux mois plus tard en novembre 1978; mais étant donné la distance qui les sépare de Paris, les parents m'ont téléphoné pour m'apprendre qu'une deuxième consultation n'était pas nécessaire puisque l'enfant était parfaitement rétabli.

Cette observation se montre fort intéressante, car on ne soulignera jamais assez à quel point un pain dit complet, à taux d'extraction de 92 %, ou même de 85 %, même d'origine biologique, peut altérer la santé, perturber la digestion, entraîner des fermentations acides et alcooliques s'il est trop compact et mal travaillé.

Le premier point impératif pour sélectionner un pain est son caractère digeste, le second point important est son origine biologique.

Je vais même jusqu'à affirmer — et sur ce point, je ne vais pas manquer de m'attirer des ennemis —, qu'un pain blanc soumis à des manipulations chimiques, mais digeste, se montre bien moins nocif pour la santé qu'un pain dit biologique, mais mal travaillé, compact et indigeste.

Bien entendu, il ne faut m'attribuer ce que je n'ai aucunement formulé, à savoir que je préférerais systématiquement la consommation de pain blanc à celle de pain complet.

Il est de loin préférable d'utiliser un pain digeste à taux d'extraction de 85 ou 92 % d'origine biologique, plutôt qu'un pain blanc certes digeste mais non biologique.

diarrhée très grave après un séjour aux Indes

Nicolas C., 18 ans, Paris.

Ce jeune garçon a résidé aux Indes durant une période d'un mois, où il a accompagné son oncle en voyage d'affaires.

L'adolescent est revenu en France atteint d'une diarrhée à caractère épuisant ; il doit se rendre à la selle quatre fois dans la journée. Il a beaucoup maigri, « se sent glacé », dit-il.

Les différents examens de laboratoire n'ont rien pu mettre en évidence. Un gastro-entérologue consulté a fait allusion à un virus inconnu.

Jusqu'alors, il a été conseillé à l'adolescent la suppression totale des crudités légumes et des crudités fruits.

Les antibiotiques utilisés donnent des résultats passagers, de moins en moins durables.

Les parents sont extrêmement inquiets au sujet de l'état de santé de leur fils.

J'ai été appelé au domicile du jeune garçon qui, étant donné son degré de faiblesse, peut à peine se déplacer.

Je ne peux procéder à l'examen irien habituel, mon appareil qui permet ce type d'observation se trouvant à mon bureau.

J'interroge le jeune garçon sur son mode nutritionnel ; il s'agit d'une alimentation végétarienne, bien équilibrée, exempte actuellement de toute crudité (légumes, fruits).

conseils

1. Eviter absolument le refroidissement.
   Le jeune garçon sera mis pour cela dans un bain à 37°. Dès l'instant où il se sentira réchauffé, il pourra regagner sa position allongée sur le lit. Dès l'instant où les frissons l'atteignent à nouveau, le jeune garçon devra être replacé dans le bain à 37°.
2. Toutes les heures : dans de l'eau de Volvic tiède, verser 1 cuil. café de :

   ARGILE VERTE en poudre.
3. Entre ces prises d'argile, mastiquer :

   PROPOLIS.
4. Prendre à jeun, dans un peu d'eau :

   5 ampoules BACTISUBTIL.
5. 20 minutes avant les repas, boire une infusion de :

   SALICAIRE • SANGUISORBE • TORMENTILLE.
6. Espacer progressivement la thérapeutique au fur et à mesure de l'amélioration.
7. Durant les deux premiers mois, suivre l'alimentation multi-individualisée n° 9.
   Durant les deux mois suivants, suivre l'alimentation multi-individualisée n° 8.
   Ensuite, adopter l'alimentation multi-individualisée n° 7 que nous avons préférée ici à l'alimentation multi-individualisée n° 6, car le jeune garçon est végétarien, sportif très actif.

résultats

Le processus de la guérison a bien sûr traversé « des hauts et des bas », la guérison définitive est obtenue après un mois et demi de traitement.

constipation par surcharge en matières grasses, en sucre et par carence en fibres cellulosiques

Catherine L., 13 ans, Orléans (45).

La petite Catherine est déjà coquette ; l'objet de sa consultation n'est pas son atonie intestinale (élimination tous les trois jours), mais les « boutons sur le visage » qu'elle met en rapport avec la constipation.

Cette menue contrariété esthétique l'afflige beaucoup ; l'adolescente se plaint en outre de douleurs au niveau de l'abdomen lorsque son atonie intestinale est très marquée.

Je procède à l'examen irien, sans noter d'indices particuliers, excepté un foie très encombré.

J'interroge l'adolescente sur son mode nutritionnel :

Matin
Café au lait + pain beurré + confiture.

Midi
Charcuteries variées + viande *ou* poisson + légumes *ou* pommes de terre *ou* pâtes + fromage *ou* pâtisserie + eau du robinet.

Goûter
Pain + confiture.

Soir

Rillettes *ou* salami + légumes *ou* pommes de terre + omelette *ou* poisson + parfois salade verte + fromage *ou* fruit + eau du robinet.

On note dans cette alimentation une surcharge énorme en matières grasses sous forme de pâtisseries, charcuteries.

On note également une surcharge énorme en glucides sous forme de pain, confiture, pâtisseries.

A l'inverse, une carence quasi totale en fibres (à part quelquefois un fruit au dîner ainsi qu'une salade verte), puisque les crudités légumes, les crudités fruits, les aliments complets (pain, céréales complètes), sont pour ainsi dire inexistants dans cette alimentation.

La constipation résulte donc de cette triple composante : surcharge en lipides • surcharge en glucides • carence en fibres.

conseils diététiques

1. Suppression de l'eau du robinet et remplacement par l'eau de Volvic *ou* Mont-Rocous *ou* Katell-Roc.
2. Suppression des charcuteries et remplacement par des crudités variées.
3. Suppression du café au lait et remplacement par une chicorée teintée de lait.
4. Suppression du repas hyperglucidique du goûter et remplacement par :

   fruit frais

   \+

   fromage blanc *ou* yaourt non sucré.
5. Adoption de l'alimentation multi-individualisée n° 2.
6. Prise de quelques plantes sous forme de (milieu des trois repas) :

   2 comprimés GERMROLA.

résultats

Est-il nécessaire de dire que les troubles ont rapidement disparu ; aucune constipation, aucune éruption de boutons après un mois de l'alimentation et du traitement suivis.

constipation par carences en fibres cellulosiques, surcharge en sucre et en fibres

Jean-Charles Y., 12 ans, Genève.

Les parents du jeune garçon viennent me consulter pour constipation chronique de leur enfant (élimination tous les quatre jours), douleurs abdominales, teint couleur terre, haleine fétide, gaz, ballonnements.

A l'examen irien, je note une teinte rouille très prononcée englobant toute la zone digestive, ainsi qu'un relâchement de la trame irienne au niveau du côlon.

J'interroge sur le mode nutritionnel de l'enfant :

Matin
Cacao composite au lait + pain beurré + marmelade d'oranges.

Matinée
Une dizaine de bonbons.

Midi
Crudités *ou* charcuterie + pommes de terre *ou* riz à la tomate *ou* pâtes sauce tomate + viande *ou* poisson + tarte aux fruits cuits *ou* flan + eau du robinet avec sirop.

En réalité, l'enfant ne consomme pratiquement pas de viande

ni de poisson ; il se sustente principalement de pâtes, de riz ou de pommes de terre, de dessert et d'eau additionnée de sirop.

Goûter
2 bananes.

Après-midi
L'enfant consomme à nouveau une dizaine de bonbons.

Soir
Charcuterie *ou* salade verte + légumes *ou* pommes de terre + omelette *ou* poisson *ou* jambon + flan *ou* confiture.

De nouveau à ce repas, l'enfant ne consomme essentiellement que les pommes de terre, le flan ou la confiture, le pain, délaissant les protéines.

conseils diététiques

1. Suppression totale des sirops, des bonbons, de la confiture.
2. Remplacement de l'eau du robinet bue aux repas par une eau naturelle non gazeuse (Volvic, Katell-Roc, Mont-Rocous).
3. Remplacement du goûter hyperglucidique et provoquant l'atonie intestinale par :

   fruit
   +
   fromage blanc *ou* yaourt non sucré *ou* œuf coque.
4. Remplacement des charcuteries par des crudités variées en début de repas.
5. Remplacement du pain blanc par un pain semi-complet.
6. Adoption de l'alimentation multi-individualisée n° 2.

résultats

Deux mois plus tard par téléphone, j'ai des nouvelles de l'enfant ; les parents m'apprennent que la constipation a très vite cédé. Ils sont très satisfaits que leur enfant désormais montre de l'appétit à table ; il est beaucoup moins nerveux, a grandi, devient plus vigoureux de jour en jour.

Effectivement, si la nervosité de l'enfant s'estompe, il faut l'attribuer à la disparition des fermentations acides et alcooliques provoquées par l'excès de sucreries.

Si l'enfant s'est développé physiquement, cet état est dû à une consommation suffisante de protéines à chaque repas.

Notons qu'en diététique, une erreur en entraîne toujours plusieurs autres.

En l'occurrence, le fait que l'enfant consommait des bonbons entre les repas entraînait un empoisonnement digestif généré par les fermentations du sucre ; il était aussi à l'origine d'un ralentissement de la croissance, l'inhibition de l'appétit par les sucreries occasionnant un défaut de consommation des protéines aux repas.

constipation

Vincent O., 12 ans, Paris.

La mère qui accompagne son enfant m'expose l'objet de sa visite ; il s'agit de la constipation dont, estime-t-elle, est atteint son fils (élimination tous les deux jours).

Par ailleurs, la santé est bonne ; appétit satisfaisant, aucune flatulence. Excellents résultats scolaires, aucune fatigue.

Précédemment, quelques petits rhumes, bronchites ; mais depuis l'application de mes conseils diététiques (lecture de mes ouvrages), l'enfant n'a plus ces troubles hivernaux.

Un minutieux interrogatoire m'apprend que si l'enfant ne se rend à la selle que toutes les 48 heures, les matières sont de densité et coloration tout à fait normales.

J'apprends également que le père de l'enfant possède également ce même rythme biologique et se porte très bien.

Dans ce cas, considérant que l'enfant n'a ni dermatoses, ni catarrhe, ni troubles digestifs, ni fatigabilité (conséquences fréquentes de la constipation), et que son état général est excellent — il ferait même l'envie d'une majorité de parents —, considérant encore que le père est exactement soumis au même rythme d'évacuation, je pense que cette fréquence d'élimination toutes les 48 heures correspond à un rythme biologique naturel qu'il faut respecter chez cet enfant.

La meilleure preuve en est que l'horaire d'élimination se montre très régulier et que la quantité des matières évacuées est proportionnelle au rythme.

J'estime dans le cas présent qu'il ne faut aucunement perturber ce rythme d'élimination précis.

constipation spasmodique avec inappétence

Philippe D., 11 ans, Paris.

La maman m'expose le cas de son fils qui demeure parfois cinq jours et plus sans se rendre à la selle.

L'enfant a très peu d'appétit. « Il ne mange presque rien », commente sa mère.

Celle-ci est toutefois étonnée de constater que, lorsque son mari qui voyage se trouve à la maison, l'enfant ne manifeste certes pas plus d'appétit mais qu'il est atteint de constipation rebelle.

Je procède à l'examen irien et note la présence d'anneaux de spasme et l'orthosympathique très marqué ; indices d'une très grande nervosité et d'émotivité chez l'enfant.

J'interroge sur le mode alimentaire de l'enfant :

Matin
Café au lait + pain beurré + confiture.

Midi
Crudités *ou* charcuterie + légumes *ou* pommes de terre *ou* pâtes + viande *ou* poisson *ou* omelette + fromage *ou* dessert (tarte aux fruits, semoule au lait, glace) + eau additionnée de sirop.

L'enfant mange très peu mais, durant tout le repas, il boit largement de l'eau et du sirop.

Goûter
Pain + chocolat + eau additionnée de sirop que l'enfant consomme largement.

Soir
Potage + légumes *ou* pommes de terre *ou* pâtes + omelette *ou* jambon *ou* poisson + fromage *ou* fruits cuits.

L'enfant n'a aucune faim le soir; ne mange pratiquement rien, ce qui a pour effet de contrarier le père : « Il faut manger pour que tu deviennes fort », dit-il à son fils, forçant l'enfant à manger contre son gré et allant même parfois jusqu'à le frapper.

Aussi l'ambiance du dîner est-elle dramatique pour l'enfant; celui-ci tremble à la vue de son père, se force à manger et vomit.

La mère désapprouve l'attitude de son mari mais hésite à intervenir. Elle estime d'ailleurs également qu'il est nécessaire de forcer l'enfant à s'alimenter pour son bien.

Ce cas est frappant ; il illustre la conduite négative des parents envers leur enfant.

Nous voyons la mère nourrir l'enfant de café au lait : le café au lait est un mélange indigeste et malsain.

Nous voyons la mère donner à son enfant du sirop : le sirop, quelle que soit son origine, est un crime contre l'enfance, que le sirop soit acheté en épicerie, en diététique, qu'il soit « fait maison », il inhibe la digestion, fait perdre l'appétit aux enfants, provoque la carie dentaire, des fermentations alcooliques et acides dans le tube digestif.

Diminuant l'appétit des enfants, le sirop entraîne de ce fait une consommation insuffisante de protéines aux repas, d'où un retard grave de croissance.

Nous nous limitons ici à exposer une partie des nocivités du sirop ; il faudrait encore traiter des fermento-putrescences provoquées par son ingestion, ainsi que de sa responsabilité dans la genèse de catarrhes et dermatoses divers.

En l'occurrence, si les parents déplorent le défaut d'appétit de leur enfant, c'est l'usage du café au lait, du repas hyperglucidique du goûter, du sirop qui ôte toute faim aux repas.

De plus, l'enfant émotif, terrorisé par son père lorsqu'il se trouve à la maison, est atteint de constipation spasmodique. Seul avec la mère, l'enfant n'a pas le stress de l'agression psychologique paternelle et se rend normalement à la selle.

En fait, la nourriture administrée par la mère provoque le défaut d'appétit de l'enfant, la conduite du père la constipation spasmodique.

Bel exemple de la responsabilité parentale qui, dans la réalité, n'apparaît pas sous ce jour, les parents ignorant le retentissement de l'alimentation sur l'état de santé et le comportement de leur enfant.

conseils diététiques

1. Suppression du café au lait et remplacement par une chicorée teintée de lait.
2. Suppression de la confiture.
3. Suppression du repas hyperglucidique du goûter et remplacement par :

   fruit + fromage blanc *ou* yaourt non sucré *ou* œuf coque.
4. Suppression totale des potages.
5. Suppression totale des sirops.
6. Remplacement du pain blanc par un pain semi-complet bien travaillé.
7. Adoption de l'alimentation multi-individualisée n° 2.
8. Au milieu des trois repas, prise de :
   1 comprimé GERMROLA.

résultats

La suppression du café au lait, des sirops, du goûter hyperglucidique de l'enfant entraîne rapidement l'apparition d'un appétit « dévorant ».

L'inappétence disparue, l'enfant s'alimentant parfaitement aux repas, la conduite du père se transforme : il n'est plus violent. Et la constipation spasmodique de son enfant disparaît. Tout cela en quelques semaines.

hépatisme chronique

Julien V., 13 ans, Paris.

Les parents viennent me consulter pour leur fils qui suit une alimentation végétarienne ; son teint est très jaune, l'haleine fétide, les selles décolorées, il souffre d'intolérance aux corps gras.

L'enfant se plaint d'une fatigabilité importante.

Cet enfant de type longiligne, asthénique, présente à l'examen irien de nombreux signes inflammatoires dans la région hépato-vésiculaire et pancréatique.

J'interroge sur le mode alimentaire de l'enfant :

Matin
Pain complet + graisse de coprah + miel.

Midi
Un grand verre de jus de carotte + crudités légumes variées + légumes cuits et céréales + un œuf *ou* du fromage + parfois crème caramel *ou* tarte aux fruits cuits + eau du Mont-Rocous.

17 h
Fruit.

Soir

Le repas est tantôt végétarien (abstention de viande), tantôt végétalien (abstention de protéines de provenance animale : viande, poisson, œufs, fromages).
Salade verte + légume + céréales + oléagineux (amandes, noisettes, noix de cajou) *ou* fromage + eau du Mont-Rocous.

Toute la cuisine est préparée à la graisse de palme.

conseils diététiques

1. Suppression du jus de carotte avant les repas.
   Le jus de carotte consommé à ce moment apporte du sucre naturel, inhibiteur de la digestion.
2. Suppression totale du miel.
   Le miel est réservé uniquement aux personnes dotées d'une solide digestion, le miel étant un puissant inhibiteur de la digestion buccale et stomacale.
3. Suppression totale de la graisse de palme.
   Le pain du petit déjeuner sera accompagné désormais de beurre ; comme graisse de cuisine, l'huile d'arachide sera employée (1re pression à froid).
4. Chaque repas du soir comportera des œufs *ou* du fromage, (l'enfant suit une alimentation végétarienne) :
   1 à 2 œufs *ou* 80 à 100 g de fromage.
5. Adopter l'alimentation multi-individualisée n° 6.
6. Au milieu des trois repas, prise de :
   3 comprimés GERMROLA
   \+
   1 comprimé GERIAROLA.

résultats

En moins de trois mois, le teint de l'enfant s'est éclairci, la fatigue a disparu et l'état de santé est infiniment meilleur. La transformation rapide de l'état de santé étonne l'entourage.

intolérance aux fruits

Stéphane Z., 12 ans, Tours (37).

Malgré la bonne santé générale de l'enfant, les parents s'inquiètent des vomissements, de la diarrhée dont il est atteint une heure après les repas.

Trait particulier : ces troubles ont lieu uniquement lorsque le repas comporte des fruits.

Les thérapeutes consultés ont parlé d'allergie aux fruits, certains conseillant de les supprimer.

L'enfant aime toutefois les fruits et leur suppression équivaut pour lui à une véritable punition.

Cette mesure n'a donc pu être appliquée.

Différents traitements ont été essayés ; sans résultat.

Un naturopathe consulté a conseillé la prise des fruits un quart d'heure avant les repas mais les résultats ne sont pas meilleurs.

Les vomissements, la diarrhée sont toujours présents une heure après les repas comportant des fruits.

A l'examen irien, aucun signe notable, excepté une inflammation considérable de l'estomac.

J'interroge sur le mode nutritionnel de l'enfant :

Matin
Café au lait + pain beurré + 1 barre de chocolat.

Midi
Crudités variées (+ parfois sardines en boîte) + légumes *ou* pommes de terre *ou* pâtes *ou* riz + viande *ou* poisson + fromage + fruits en quantité abondante + eau du robinet.

Goûter
Pain + chocolat + fruits frais en quantité abondante.

Soir

Salade verte + légumes et pommes de terre + omelette *ou* jambon à l'os + fruits variés à volonté + eau du robinet.

conseils diététiques

1. Suppression du café au lait et remplacement par une chicorée teintée de lait.
2. Suppression de l'eau du robinet et remplacement par l'eau de Volvic *ou* Mont-Rocous *ou* Katell-Roc.
3. Suppression du goûter hyperglucidique.
4. Chocolat uniquement réservé comme dessert au repas de midi.
5. La mesure essentielle est la suppression totale des fruits aux repas de midi et du soir ; les fruits seront par contre consommés à 17 h avec du fromage blanc *ou* yaourt non sucré, *ou* un œuf coque sans pain.
6. Adoption de l'alimentation multi-individualisée n° 2.
7. Au milieu du petit déjeuner, prise de :

   5 comprimés GERMROLA
   +
   1 comprimé P.O P.
8. Au milieu des repas de midi et du soir, prise de :

   1 comprimé GERMROLA

résultats

Vomissements, diarrhée disparaissent en 48 heures.

intolérance aux fruits secs

Céline C., 11 ans, Paris.

Les parents de l'enfant exercent la profession de grossistes en fruits secs (dattes, figues, pruneaux, raisins secs, bananes séchées) et sont désolés que leur fillette présente à la prise de ces aliments des douleurs intestinales violentes avec flatulences, gaz.

Sur les selles de l'enfant, on relève beaucoup de mucus et parfois de très légères traces de sang, aussi les parents se montrent-ils très inquiets de cette anomalie.

Des différents examens subis par l'enfant il ressort le diagnostic de colite.

A l'examen irien, je note un relâchement considérable de la trame irienne dans la zone du côlon.

J'interroge sur le mode nutritionnel de l'enfant :

Matin
Cacao composite au lait + pain beurré + confiture.

Midi
Crudités *ou* charcuterie + légumes *ou* pâtes *ou* riz + viande *ou* poisson + fromage + fruits secs en quantité importante.

Goûter
Fruits frais + fruits secs (dattes, figues, pruneaux).

Soir
Potage *ou* salade verte + jambon *ou* omelette *ou* poisson + légumes *ou* pommes de terre + fruits secs.

conseils diététiques

1. Suppression de la charcuterie.

2. Suppression des confitures.

3. *Mesure essentielle :* suppression des fruits secs aux repas de midi et du soir ainsi qu'au goûter.
   Par contre, les fruits secs constitueront exclusivement le petit déjeuner : l'enfant consommera le matin des dattes *ou* des figues *ou* des raisins secs *ou* des bananes séchées, à l'exclusion de tout autre aliment.
   A l'énoncé de cette mesure diététique, les parents se regardent surpris, car l'enfant spontanément désirait consommer les fruits secs le matin, chose que les parents avaient toujours refusée, estimant que les fruits secs n'étaient pas une nourriture pour le petit déjeuner.

   J'explique aux parents qu'en fait, les fruits secs consommés aux repas ont une action inhibitrice sur la digestion buccale et stomacale.
   Les fruits secs doivent être toujours consommés en repas exclusif ; c'est-à-dire à l'exclusion de tout autre aliment, le meilleur moment pour la prise des fruits secs étant le petit déjeuner où ils remplacent en général un repas à dominante glucidique. Consommés à 17 h au goûter, les fruits secs ne sont pas à conseiller ; ils constitueraient à ce moment de la journée une quatrième source de glucides hyper-concentrés, entraînant une indigestion chronique.

4. Adoption de l'alimentation multi-individualisée n° 2 avec, nous le rappelons, un petit déjeuner constitué de fruits secs exclusivement (une espèce de fruits secs à la fois).

5. Au milieu des repas, prise de :
   2 comprimés GERMROLA.

résultats

En très peu de temps, les flatulences, les douleurs intestinales, le sang dans les selles disparaissent.

Cette observation est très intéressante, car elle nous montre que les fruits secs, qu'il ne faut pas confondre avec les oléagineux (amandes, noisettes, noix de cajou...), produisent, lorsqu'ils sont associés à d'autres aliments glucidiques tels que pain, pâtes, riz, pommes de terre, ou avec des aliments protidiques (viandes, poissons, œufs, fromages), la fermentation des glucides et la putréfaction des protéines.

Les fruits secs possèdent un effet inhibiteur considérable sur la digestion buccale et la digestion gastrique.

Lorsque ces mêmes fruits secs sont consommés seuls le matin, ils passent directement dans le grêle, lieu normal de leur digestion, et dans un temps qui peut varier de une heure à trois heures selon les individus.

Quand bien même les fruits secs auraient inhibé la digestion buccale et gastrique, ce fait ne revêt aucune importance puisque avec ces mêmes fruits secs n'aura été pris aucun aliment à digestion buccale et gastrique.

Dans ces conditions, les fruits secs, consommés seuls le matin au petit déjeuner en quantité raisonnable, constituent un apport sain.

les maladies de la sphère O.R.L.

otites à répétition

Régis F., 9 ans, Villeurbanne (69).

Les parents viennent me consulter car, depuis la naissance de leur enfant, celui-ci est atteint d'otite tous les deux mois et parfois à des intervalles de temps plus réduits.

Les otites de l'enfant sont toujours soignées par des antibiotiques, les tympans ont été percés vingt-cinq fois et les parents ne veulent plus de cette méthode.

Ils espèrent que d'autres traitements existent.

Le petit Régis offre un aspect malingre, chétif, pâle.

A l'examen irien, toute la zone hépato-digestive est encombrée ; un grand cercle rouille envahit tous les secteurs organiques.

J'explique aux parents que les maladies oto-rhino-laryngologiques, toutes les maladies bronchiques, toutes les maladies pulmonaires possèdent une origine digestive.

En effet, lorsque la digestion se ralentit, il se produit une augmentation des fermento-putrescences et une prolifération intense de virus et bactéries au pouvoir pathogène latent, qui, grâce à l'inflammation, la congestion, l'infection de la muqueuse digestive, s'étend de proche en proche jusqu'au pharynx ; et de là, ascendante, gagne les sinus, le nez, les oreilles ; ou descendante, gagne le larynx, les bronches et les poumons.

Pour comprendre exactement le mécanisme des maladies infantiles et en particulier de toutes les infections touchant l'enfance, le lecteur devra se reporter au chapitre « Une cause essentielle dans la genèse des maladies : l'indigestion chronique », de mon ouvrage *Super-régénération par les aliments miracles* (Albin Michel).

J'interroge sur le mode nutritionnel de l'enfant :

Matin
Café au lait + pain beurré + confiture.

Midi
Crudités *ou* charcuterie + légumes *ou* pommes de terre *ou* pâtes + viande *ou* poisson *ou* œufs + fromage *ou* tarte aux fruits cuits *ou* crème caramel *ou* flan du commerce + jus d'orange en importante quantité (fraîchement pressé).

Goûter
Pain beurré + confiture *ou* chocolat + 1 grand verre de jus d'orange.

Soir
Salade verte *ou* charcuterie + œufs sur le plat *ou* jambon *ou* viande froide + fromage + 1 grand verre de jus de fruits.

conseils diététiques

1. Suppression des confitures.
2. Suppression des charcuteries.
3. Suppression du goûter hyperglucidique.
4. Suppression totale des jus de fruits aux repas.
   Les jus de fruits sont particulièrement nuisibles car, d'une part, l'enfant, par sa constitution longiligne, malingre, combure mal les acides au niveau cellulaire, ce qui entraîne la fatigue, la faible résistance aux infections ; d'autre part, le jus de fruits pris au repas acidifie prématurément la muqueuse buccale et stomacale, entraînant de ce fait la fermentation rapide de tous les aliments glucidiques.
   Aux repas, l'enfant ne boira que de l'eau pure (Volvic *ou* Mont-Rocous *ou* Katell-Roc).
5. Suppression du café au lait et remplacement par une chicorée teintée de lait.
6. Adoption de l'alimentation multi-individualisée n° 2.

7. Au milieu du repas du matin, prise de :

   1 comprimé P.O.P.

   +

   4 comprimés GERMROLA.

8. Au milieu des repas de midi et du soir, prise de :

   1 comprimé GERIAROLA.

9. Large utilisation des aromates : THYM • CANNELLE • MENTHE • ESTRAGON • CUMIN • CORIANDRE, etc.

résultats

L'enfant a fait une otite très atténuée quatre jours après les soins entrepris.

Mais depuis deux ans, tout est absolument terminé. En outre, la croissance générale, la santé et la vivacité intellectuelle ont effectué un véritable bond en avant.

Virginie O., 6 ans, Lille (59).

L'enfant est restée sous traitement aux antibiotiques pratiquement jusqu'à l'âge de quatre ans et demi. Depuis, elle est soignée par un très célèbre médecin phyto-aromathérapeute qui obtint d'excellents résultats durant les trois premiers mois de traitement ; par la suite le mal s'est accentué. Actuellement, ce médecin recourt, en plus de la phytothérapie, aux antibiotiques.

Les parents ne veulent plus « droguer » leur enfant, selon leur propre expression. Ils voudraient tenter une autre voie de traitement.

Je leur explique que la cause de toutes les infections chroniques de l'enfance réside à l'intérieur du tube digestif (voir le chapitre « Une cause essentielle dans la genèse des maladies : l'indigestion chronique » de mon ouvrage *Super-régénération par les aliments miracles* (Albin Michel).

A l'examen irien, je note bien entendu l'intoxination et l'infection d'origine digestive.

J'interroge les parents sur le mode nutritionnel de l'enfant :

Matin
Cacao composite + pain beurré + confiture ou miel.

Midi
Crudités ou charcuterie + pâtes *ou* riz sauce tomate + viande *ou* poisson + fromage *ou* fruit + sirop et limonade.

Goûter
Pain + confiture *ou* miel + eau et sirop.

Soir
Salade verte *ou* crudités variées *ou* salade de tomates + légume *ou* pommes de terre + omelette *ou* jambon + fromage *ou* fruit + limonade et sirop.

conseils diététiques

1. Suppression totale des sirops et limonades.
2. Suppression de la confiture et du miel.
3. Suppression des fruits et tomates aux repas.
4. Suppression des charcuteries.
5. Suppression du goûter hyperglucidique.
6. Adoption de l'alimentation multi-individualisée n° 3.
   Nous préférons en effet ce type d'alimentation multi-individualisée comprenant des protéines le matin, car l'enfant est habituée à une alimentation riche en protéines.
7. Au milieu des repas, prise de :
   1 comprimé GERMROLA.

résultats

Très rapidement, les antibiotiques ont pu être supprimés et la phyto-aromathérapie a pu être cessée totalement, sans le moindre trouble récidivant. Il n'y a plus d'otites, ce qui étonne profondément le médecin phyto-aromathérapeute.

Gérald B., 13 mois, Roubaix (59).

Le traitement de l'enfant consiste en l'administration d'antibiotiques tous les mois ; les parents désirent stopper ce rythme infernal.

Souvent l'enfant gémit et élimine des selles diarrhéiques.

J'explique aux parents que l'otite dont est atteint l'enfant n'est que la traduction de son indigestion chronique. (Voir le chapitre « L'indigestion chronique », cité p. 100).

J'interroge les parents sur le mode nutritionnel de l'enfant :

Matin
Bouillie de céréales au lait + 1/2 verre de jus d'orange.

Midi
Purée de légumes et pommes de terre + viande *ou* poisson + flan *ou* biscuit + 1/2 verre de jus de fruits (orange le plus souvent).

Goûter
Bouillie de céréales au lait + jus de fruits.

Soir
Même repas que midi.

conseils diététiques

1. Suppression de la bouillie du goûter.
   L'enfant ne doit pas recevoir plus de trois fois dans la journée des glucides concentrés, laquelle bouillie sera remplacée par un biberon de lait + des fruits frais écrasés ou un jus de fruits frais.
2. Suppression totale des jus de fruits pris le matin, aux repas de midi et du soir.
3. Adoption de l'alimentation multi-individualisée n° 1.

résultats

La suppression de l'excès de glucides (bouillie du goûter), et du jus de fruits associé aux farineux et féculents, entraîne la disparition définitive des otites.

alternance d'otites et rhino-pharyngites à répétition

Olivier P., 12 ans, Grenoble (38).

Depuis l'âge de 3 ans, le jeune Olivier souffre d'otites alternant avec des rhino-pharyngites, cela tous les mois. Rares sont les périodes de plus d'un mois où l'enfant n'est pas atteint soit d'otite, soit de rhino-pharyngite et quelquefois des deux affections ensemble.

Les parents ne viennent pas me consulter pour que l'on arrête les antibiotiques mais parce que l'enfant ne supporte plus ce traitement qui déclenche chez lui des nausées, des diarrhées et de l'inappétence.

Les parents redoutent le moment où ils ne disposeront plus de traitement pour l'affection O.R.L. de leur enfant.

Le petit Olivier est très nerveux ; il refuse même l'examen irien.

Lors de l'interrogatoire sur les troubles de l'enfant, ses parents m'exposent son irritabilité, son total refus des réprimandes, ses vives colères qui le rendent pâle, son agressivité envers sa petite sœur.

L'enfant a de plus souvent mal au ventre, vomit fréquemment.

J'interroge les parents sur le mode nutritionnel de l'enfant :

Matin

Pain + jambon *ou* omelette + fromage + boisson à base de cola (en quantité importante).

Matinée

L'enfant boit deux à trois grands verres de boisson à base de cola, consomme des bonbons.

Midi

Crudités (fréquemment tomates) + légumes *ou* pommes de terre *ou* pâtes + viande *ou* poisson + fromage + flan *ou* crème caramel *ou* tarte aux fruits cuits *ou* semoule au lait + sirop et limonade.

Goûter

L'enfant ne consomme que des fruits frais.

Soir

Salade verte *ou* salade de tomates + pâtes *ou* riz, parfois pommes de terre + omelette *ou* fromage + fruit frais *ou* flan + limonade et sirop.

conseils diététiques

1. Suppression totale des sirops, de la limonade, des boissons à base de cola, qui sont de puissants inhibiteurs de la digestion.
2. Suppression des tomates aux repas de midi et du soir.
   Les tomates étant des fruits, elles pourront être consommées au goûter si l'enfant en manifeste le désir.
3. Consommation de fromage *ou* de dessert seulement si le repas comprend déjà de la viande *ou* du poisson *ou* des œufs ; dans le cas contraire où le repas ne comprend ni viande, ni poisson, ni œufs, l'enfant consommera fromage + dessert.
4. Adoption de l'alimentation multi-individualisée n° 3.
5. Au milieu du repas du matin prise de :
   1 comprimé P.O.P.
6. Au milieu du repas de midi et du soir prise de :
   1 comprimé GERIAROLA.

résultats

Durant les trois premiers mois de traitement, on observe encore quelques petits accès d'otite ou rhino-pharyngite, puis cessation totale.

Aujourd'hui, deux ans après, aucune récidive d'otite ou rhino-pharyngite n'a été signalée.

Nous constatons de nouveau à travers ce cas que la suppression des boissons à base de cola et des fortes doses de caféine qu'elles apportent a entraîné la disparition de l'irritabilité et des colères si fréquentes autrefois chez cet enfant.

infection permanente chronique de l'oreille

Sophie M., 8 ans, Paris.

Cette enfant présente un écoulement de pus permanent des deux oreilles qui est stoppé par l'usage d'antibiotiques et apparaît à nouveau dès leur cessation.

La mère refuse de continuer à employer les antibiotiques qui fatiguent énormément l'enfant.

La fillette souffre, par ailleurs, de troubles digestifs importants avec nausées, gaz, coliques et parfois diarrhées.

Je procède à l'examen irien, et note le tube digestif, le côlon, le foie très marqués.

J'interroge sur le mode nutritionnel de l'enfant :

Matin
Succédané de céréales torréfiées au lait + pain + miel en quantité importante.

Midi
Basconnaise (mélange de crudités variées) + céréales *ou* légumes + 1 œuf + fromage *ou* flan aux algues + eau de Volvic + infusion sucrée au miel.

Goûter
Salade de fruits sucrée au miel *ou* fruits nature + 1 cuil. à café de miel.

Soir
Salade verte + légumes *ou* pommes de terre + fromage à volonté + flan aux algues + infusion sucrée au miel + eau de Volvic *ou* Mont-Rocous nature.

conseils diététiques

1. *Matin :* Remplacer le pain miellé par simplement du pain beurré.
2. *Midi :* supprimer l'infusion au miel.
   Si l'enfant désire une infusion sucrée, utiliser le sucre de canne roux.
3. *Goûter :* supprimer le miel.
   Prendre fruit frais + fromage blanc non sucré *ou* yaourt.
4. *Soir :* supprimer l'infusion au miel.
   Si l'enfant désire une infusion sucrée, utiliser le sucre de canne roux.

résultats

L'écoulement cesse en une dizaine de jours ; aujourd'hui trois ans après, on ne note pas le moindre retour des troubles.

Cette observation est très intéressante, car elle montre à quel point le miel est un inhibiteur de la digestion buccale et stomacale. Dès l'instant où ce produit est associé à d'autres aliments, ne serait-ce que pour sucrer une infusion en fin de repas, le miel stoppe ou inhibe intensément la digestion buccale et stomacale, entraînant la fermentation des glucides (céréales, pain, pâtes, riz, pommes de terre) et la putréfaction des protéines (viande, poisson, œufs, fromages, oléagineux).

Le miel n'est tolérable que consommé le matin, en repas exclusif, c'est-à-dire en place et non pas en plus du petit déjeuner.

Le miel, lorsque l'on désire en consommer, devra constituer l'aliment unique du petit déjeuner. A cette seule condition et si les capacités digestives sont puissantes, le miel ne présentera aucun inconvénient digestif.

A l'inverse, toutes les personnes souffrant de troubles digestifs divers devront s'abstenir de la consommation de miel.

Une exception toutefois : en fonction de son action inhibitrice de la sécrétion gastrique, le *miel* pourra être utilisé sous certaines conditions dans la *thérapeutique de l'ulcère gastrique chez l'adulte.*

Dans ce cas, le miel sera employé en diète exclusive sur 24 heures, et cela combiné à des diètes au JUS de CHOU et JUS de POMMES DE TERRE.

diminution de l'acuité auditive

Jean-Philippe D., 18 ans, Paris.

A l'âge de 12 ans, cet adolescent fut atteint d'une tuberculose pulmonaire grave. Il a subi les soins classiques qui dans ce cas, rappelons-le, sont irremplaçables.

De fortes doses de streptomycine ont ainsi été administrées, qui ont entraîné une diminution relativement importante de l'acuité auditive.

Etudiant aux Beaux-Arts, l'adolescent est souvent gêné par ce qu'il considère comme une relative infirmité.

Le jeune garçon a pris connaissance de mes ouvrages et, depuis l'application des conseils diététiques indiqués, ses rhumes, bronchites périodiques ont disparu.

Il n'observe par contre aucune modification dans la diminution de son acuité auditive.

A l'examen irien, je note la signature de l'ex-atteinte pulmonaire au poumon droit ainsi que la fragilité hépatique.

conseils

1. Poursuivre l'alimentation appliquée qui se montre très équilibrée.
2. Un jour par mois, faire une diète au potage de LÉGUMES.
3. Prendre un bain de KHUNE 15 mn par jour.

résultats

Après huit mois, l'adolescent constate une amélioration considérable de l'acuité auditive.

écoulement nasal permanent par hyperacidisme

Yves C., 13 ans, Paris.

Cet enfant extrêmement pâle, d'une maigreur effrayante, m'est amené par son père non pas pour cette déficience générale, mais pour une rhinorrhée (écoulement nasal permanent), incompréhensible pour le père.

Ce dernier estime, en effet, que l'alimentation crudivoriste à laquelle est soumis son enfant devrait théoriquement lui éviter toute maladie.

Je procède à l'examen irien, et note la teinte délavée de l'iris, ce qui traduit la déficience et la déminéralisation profondes de cet enfant, détruit par un système alimentaire déséquilibré.

J'interroge le père sur le mode nutritionnel de l'enfant :

Matin
Fruits frais à volonté + fromage blanc.

Midi
Crudités variées dont tomates + 1 à 2 œufs coque + fruits à volonté.

17 h
Fruits + yaourt *ou* fromage blanc.

Soir
Crudités variées dont tomates + fromage blanc *ou* poisson cru mariné dans le jus de citron + fruits frais à volonté.

Le père ajoute que l'enfant consomme des fruits toute la journée car il a continuellement faim.

J'explique alors au père que son enfant est en train de développer « le syndrome du frugivore » (voir p. 231).

J'ai en effet cru bon d'ajouter dans ce livre une étude sur les « idéomalnutris » et sur le danger des systèmes alimentaires sectaires qui détruisent la vie des enfants.

J'expose au père que l'écoulement nasal permanent dont est atteint son enfant est dû à un véritable empoisonnement par l'acide lactique du fromage blanc, et par les acides citrique, malique, tartrique, etc., des fruits frais.

L'enfant consomme, en effet, plusieurs kilos de fruits par jour dont les acides non comburés en acide carbonique et en eau sont éliminés à la muqueuse nasale par l'organisme.

Quant à l'extrême maigreur, au teint livide de l'enfant, l'empoisonnement acide par les fruits ainsi que la carence protéique d'assimilation en sont responsables.

Certes, l'enfant consomme suffisamment de protéines à chaque repas, mais celles-ci ne sont pas associées à des glucides concentrés (céréales, pain, pâtes, riz, pommes de terre), et, de ce fait, il se produit une non-assimilation des protéines. (Voir l'étude du système alimentaire sheltonien dissocié dans cet ouvrage.)

L'amaigrissement est donc causé, d'une part, par la non-assimilation protéique, d'autre part, par l'insuffisance d'apports glucidiques concentrés (suppression du pain, des céréales, des pommes de terre dans l'alimentation).

Le père éprouve quelques difficultés à admettre que l'alimentation crudivoriste est responsable des troubles présentés par son enfant.

N'est-ce pas lui l'instigateur de cette alimentation déséquilibrée appliquée à son enfant ?

Il affirme suivre lui-même ce système alimentaire qui a provoqué une perte de poids de 18 kilos, mais avec pour corollaires une chute de sa tension artérielle, une disparition de la libido, l'apparition d'une grave déminéralisation qu'attestent des ongles cassants, des dents qui s'effritent.

Le père admet finalement qu'une réforme alimentaire s'impose, acceptant les conseils diététiques pour son enfant.

conseils diététiques

1. Adoption de l'alimentation multi-individualisée n° 3.
2. Au milieu des trois repas prise de :
   1 comprimé P.O.P. + 1 comprimé GERIAROLA + 3 comprimés GERMROLA.

résultats

En quelques jours, la rhinorrhée cesse totalement.

Au bout de six mois, l'enfant retrouve une excellente vitalité ainsi qu'un poids corporel voisin de la normale.

rhino-pharyngites à répétition

Marie-Anne T., 11 ans, Lyon (69).

La maman de la fillette déclare que celle-ci passe quasiment un tiers de sa vie à la maison pour cause de rhino-pharyngite s'accompagnant de fièvre très élevée.

Aussi l'enfant est-elle pratiquement en permanence sous traitement antibiotique et se trouve-t-elle dans une classe de perfectionnement.

La fillette est chétive, maigre, pâle, sans vitalité.

Je procède à l'examen irien et note un délabrement de l'appareil digestif et du foie.

J'interroge la mère sur le mode nutritionnel de l'enfant :

Matin

Cacao composite + pain beurré + confiture ou miel.

Matinée

L'enfant consomme des bonbons en quantité importante.

Midi

Crudités variées + légumes *ou* pommes de terre *ou* pâtes *ou* riz sauce tomate + viande *ou* poisson + fromage *ou* pâtisserie maison + plusieurs grands verres de boisson gazéifiée aux fruits.

Goûter

Pain + chocolat + 1 grand verre de boisson gazéifiée aux fruits.

Soir

Potage *ou* crudités *ou* charcuterie + omelette *ou* poisson *ou* œufs + plusieurs verres de boisson gazéifiée aux fruits.

conseils diététiques

1. Suppression des agents responsables de l'indigestion chronique génératrice de l'infection :

   • confiture et miel,

   • goûter hyperglucidique ; il sera désormais composé par des fruits frais (dont melons, tomates si l'enfant en manifeste le désir) + fromage blanc ou yaourt non sucré,

   • boissons gazéifiées aux fruits, cause essentielle de l'indigestion chronique de l'enfant et remplacement par de l'eau nature (Volvic, Mont-Rocous, Katell-Roc).

2. Adoption de l'alimentation multi-individualisée n° 2.

3. Au milieu du petit déjeuner, prise de :

   1 comprimé P.O.P.

4. Au milieu du déjeuner et du dîner, prise de :
   3 comprimés GERMROLA.

résultats

Durant les trois premiers mois du traitement, l'enfant présenta encore quelques rhino-pharyngites, mais passé ce délai les troubles cessèrent définitivement.

Trois années après, pas le moindre retour des rhino-pharyngites.

rhino-pharyngites périodiques

Renaud A., 11 ans, Rouen (76).

Les parents m'assurent qu'ils appliquent minutieusement les conseils diététiques indiqués dans mes ouvrages, mais lorsque l'enfant revient de chez sa grand-mère dans le Berry, il est atteint d'une sérieuse rhino-pharyngite.

J'observe que très fréquemment les grand-mères ne considèrent leurs petits-enfants heureux que s'ils ont la « bouche pleine », les gavant de friandises et confiseries.

L'enfant consomme certainement des sucreries, bonbons, glaces entre les repas lorsqu'il séjourne chez sa grand-mère, phénomène qui explique l'indigestion chronique, génératrice de l'infection rhino-pharyngée.

Ce à quoi le père m'objecte que la grand-mère s'intéressant de près à la diététique (il me précise même que mes ouvrages sont les livres de chevet de la grand-mère), l'alimentation que j'indique est appliquée à la lettre.

Il n'est donc absolument pas question que l'enfant consomme des sucreries entre les repas lorsqu'il séjourne chez sa grand-mère.

La cause des rhino-pharyngites de l'enfant n'apparaît pas évidente.

Je procède à l'examen irien, sans noter d'indice particulier me renseignant sur l'origine des rhino-pharyngites.

J'interroge sur le mode nutritionnel de l'enfant :

Matin
Chicorée teintée de lait + pain semi-complet beurré.

Midi
Crudités variées sans tomates + légumes *ou* pommes de terre *ou* pâtes *ou* riz + viande *ou* poisson *ou* œufs + fromage *ou* dessert (crème caramel *ou* tarte aux fruits cuits *ou* flan) + eau de Volvic nature.

17 h
Fruits + fromage blanc *ou* yaourt non sucré *ou* œuf coque.

Soir
Salade verte + légumes et pommes de terre + omelette *ou* poisson *ou* fromage + crème caramel *ou* tarte aux fruits cuits *ou* flan praliné + eau de Volvic nature.

Je constate effectivement que l'enfant suit l'alimentation que je préconise.

J'ai l'idée de proposer aux parents de téléphoner immédiatement à la grand-mère. Cette aimable personne que j'ai au bout du fil connaît parfaitement mes livres, ajoutant : « Voyez-vous, je suis même encore plus sévère que vous, puisque je ne donne à Renaud que des fruits pour son goûter... »

Je demande à la grand-mère le type de fruits donné à son petit-fils pour le goûter.

« Des fruits secs : dattes ou figues *avec* des fruits frais : pommes, fraises. »

Le « pot aux roses » était découvert ; il n'existe en effet rien de plus indigeste que l'association de fruits secs et de fruits frais qui entraîne inévitablement un blocage de la digestion, des fermentations et putréfactions dans le tube digestif.

J'explique à la grand-mère que les fruits secs (dattes, pruneaux, raisins secs, bananes séchées, figues) doivent être consommés exclusivement au petit déjeuner ; pris au goûter, les fruits secs constituent un quatrième apport de glucides journalier, ce qui dépasse les possibilités digestives de l'individu.

Si l'on associe de plus aux fruits secs des fruits frais très riches en acides, ils entrent très rapidement en fermentation.

Ce mélange alimentaire si perturbateur (fruits secs et fruits frais) lors du séjour chez sa grand-mère, expliquait que l'enfant revenait chaque fois avec une rhino-pharyngite.

résultats

Lors d'une de mes conférences en province, j'eus l'occasion de rencontrer le père qui m'apprit que tout était rentré dans l'ordre pour son enfant ; depuis, il peut se rendre chez sa grand-mère sans craindre de revenir avec une rhino-pharyngite.

rhino-pharyngites à répétition et sinusite chronique

Patrice R., 12 ans, Fontainebleau (77).

L'enfant est atteint de rhino-pharyngite à un rythme périodique de trente-cinq ou quarante jours avec température élevée. Entre ces phases, l'enfant souffre d'un écoulement de pus quasi constant dans la gorge.

Les antibiotiques utilisés font périodiquement et momentanément cesser la rhino-pharyngite, affaiblissant toutefois beaucoup l'enfant.

Les antibiotiques ont, en outre, une action très faible et insuffisante sur cette sinusite chronique.

L'enfant a peu d'appétit, souffre de nausées et se plaint du ventre.

A l'examen irien, je note un relâchement de la trame irienne au niveau du côlon ainsi que des signes inflammatoires sur toute la région hépato-vésiculaire.

J'interroge sur le mode nutritionnel de l'enfant :

Matin
Cacao composite au lait + pain beurré + yaourt sucré au miel.

Midi
Crudités *ou* charcuterie + légumes *ou* pommes de terre *ou* pâtes *ou* riz + viande *ou* poisson + yaourt sucré au miel + eau du robinet.

Goûter
Pain beurré + confiture + yaourt sucré au miel.

Soir
Potage + légumes *ou* pommes de terre + viande *ou* poisson + 1 à 2 yaourts sucrés au miel + eau du robinet.

conseils diététiques

1. Suppression des causes de l'indigestion chronique responsable de l'infection, à savoir :
   - charcuteries,
   - goûter hyperglucidique,
   - miel (le miel consommé le matin, au goûter et au repas du soir arrêtait totalement la digestion ; de plus acidifié par l'acide lactique du yaourt, le miel devenait impossible à digérer lui-même),
   - yaourts aux repas comprenant des farineux ou des féculents (en acidifiant d'emblée le milieu buccal et stomacal, le yaourt stoppe toute action de la ptyaline salivaire, entraînant la fermentation rapide des glucides ; les yaourts seront désormais consommés au goûter avec des fruits frais),
   - l'association yaourt-miel ; il s'agit d'un mélange désastreux au point de vue digestif.
2. Adoption de l'alimentation multi-individualisée n° 3.
3. Au milieu du petit déjeuner, prise de :
   1 comprimé P.O.P.

4. Au milieu des repas de midi et du soir, prise de ·
   3 comprimés GERMROLA
   +
   2 comprimés GERIAROLA.

résultats

Aujourd'hui, trois ans après, l'enfant n'a plus jamais refait de rhino-pharyngites.

rhino-pharyngites fréquentes (5 à 6 fois par an)

Cédric M., 16 ans, Lyon (69).

L'adolescent m'explique que c'est au moment d'une fatigue sportive à la suite d'un entraînement trop poussé ou d'un surmenage intellectuel qu'une rhino-pharyngite se déclenche.

J'informe le jeune homme que ces phénomènes sont, en fait, les phénomènes déclenchants, la cause profonde n'étant pas le surmenage intellectuel ou la fatigue sportive, mais l'indigestion chronique.

Je renonce à l'examen irien, l'adolescent étant trop nerveux, clignant constamment l'œil avec impossibilité de le maintenir ouvert durant quelques secondes.

J'interroge le jeune garçon sur son mode nutritionnel :

Matin
Cacao diététique non composite au lait + pain beurré + 1 grand verre de jus d'orange.

Midi
Crudités variées + légumes *ou* pommes de terre *ou* pâtes *ou* riz + viande *ou* poisson + fromage + fruit + 1 grand verre de jus de fruits.

17 h
1 bol de lait.

Soir
Même repas que celui de midi.

conseils diététiques

Le conseil que nous avons donné à l'adolescent est extrêmement simple.

Suppression totale des jus de fruits et fruits au petit déjeuner, déjeuner et dîner.

Les fruits seront consommés au goûter avec le bol de lait.

résultats

Je n'avais pas fixé un autre rendez-vous à l'adolescent tant son cas me semblait simple.

Le jeune homme m'a effectivement téléphoné six mois plus tard pour me dire sa satisfaction ; il n'a jamais plus souffert de rhino-pharyngite quelle que soit sa fatigue intellectuelle ou sportive.

rhino-pharyngite et conjonctivite allergique (rhume des foins)

Yolande S., 17 ans, Lille (59).

De mai à juillet chaque année, l'adolescente souffre du rhume des foins ; ses yeux pleurent, sont congestionnés, le nez coule, elle éternue parfois quarante ou cinquante fois de suite, de quoi remplir sept ou huit mouchoirs durant chaque jour de l'allergie.

La jeune fille se trouve dans un état de fatigue extrême lorsque surviennent ces crises allergiques.

L'adolescente est sous traitement homéopathique depuis ce second trimestre 1980, « le second trimestre maudit », déclare-t-elle, et son état présente une amélioration.

La jeune fille vient me consulter; elle a assisté à mes conférences et estime qu'un réglage alimentaire adjoint au traitement homéopathique pourrait en parfaire les résultats.

A l'examen irien, je note une collerette de teinte jaune citron ainsi qu'une faible résistance aux infections et une prédisposition aux troubles allergiques.

J'interroge l'adolescente sur son mode nutritionnel :

Matin

Muesli.

Midi

Fruit + crudités variées + légumes *ou* pommes de terre *ou* céréales + viande *ou* poisson + fromage + eau de Volvic nature.

Soir

Fruit + salade verte + légume *ou* pommes de terre + poisson + fromage + eau de Volvic nature.

conseils diététiques

1. Suppression des causes de l'indigestion chronique génératrice de l'infection, à savoir :

   • les mueslis, véritable « bombe » à fermentescences et putrescences dans le tube digestif;

   • les fruits pris en début de repas; les fruits devront être consommés exclusivement à 17 h.

2. Adoption de l'alimentation multi-individualisée n° 3.

résultats

Cette adolescente m'avait consulté en juin 1980 ; elle me téléphone au mois de septembre de la même année pour m'apprendre que les crises ont été très légères.

Le médecin homéopathe averti du réglage alimentaire entrepris demanda à me rencontrer pour un entretien sur la diététique.

rhino-pharyngite et trachéite allergiques

Pascale O., 17 ans, Paris.

L'adolescente me consulte en janvier 1980, m'expliquant que du mois de mars au mois d'août, elle souffre presque tous les jours de crises d'éternuement, de catarrhe oculo-nasal ainsi que d'une sensation de striction au niveau de la gorge.

La jeune fille souffre également de troubles digestifs qui lui apparaissent sans rapport aucun avec ses manifestations allergiques.

Différents traitements ont été tentés ; sans résultat appréciable.

A l'examen irien, je note un encombrement et un état d'intoxication d'origine digestive, ainsi qu'une collerette de teinte jaune citron traduisant la disposition aux manifestations allergiques.

J'interroge l'adolescente sur son mode nutritionnel :

Matin
Thé léger + pain beurré + miel.

Midi
Crudités *ou* charcuterie + légumes *ou* pommes de terre + viande *ou* poisson + fromage *ou* yaourt *ou* fruit + infusion sucrée au miel.

17 h
1 verre de jus d'orange + 1 verre de jus de carotte.

Soir
Crudités *ou* salade verte *ou* charcuterie + légumes *ou* pommes de terre *ou* pâtes *ou* riz + poisson *ou* viande *ou* omelette + fromage *ou* yaourt *ou* fruit + infusion sucrée au miel.

conseils diététiques

1. Suppression des causes de l'indigestion chronique, à savoir :
   - le miel,
   - les infusions sucrées au miel,
   - la charcuterie,
   - les fruits et les yaourts en fin de repas (ils seront pris à 17 h exclusivement),
   - le mélange jus de carotte et jus de fruits ; en effet, un jus très sucré (carotte) et un jus très riche en acides (fruit) entraînent des fermentations digestives lorsqu'ils sont consommés ensemble.
2. Adoption de l'alimentation multi-individualisée n° 2.
3. Au milieu des trois repas, prise de :

   1/2 comprimé P.O.P.
   +
   1 cuil. à café MINEROLA.

résultats

L'adolescente m'avait consulté en début d'année 1980, débuté le réglage alimentaire en janvier et entrepris le traitement fin février de cette même année.

Je la revois en automne 1980 et j'apprends que les crises allergiques ont diminué de moitié.

Je considère donc ce cas comme un demi-échec.

Je conseille alors à l'adolescente de continuer le même réglage alimentaire commencé en janvier et d'ajouter un nouveau traitement à base d'œufs de caille crus au mois de février suivant, c'est-à-dire en 1981.

Le traitement consiste en une cure d'œufs de caille crus tous les deux mois, à prendre à jeun tous les matins.

Cette cure s'établit de la façon suivante :

les trois premiers jours : 2 œufs de caille crus
les trois jours suivants : 3 œufs de caille crus
les trois jours suivants : 4 œufs de caille crus
les trois jours suivants : 5 œufs de caille crus
les trois jours suivants : 6 œufs de caille crus

Ces œufs de caille se procurent chez un éleveur spécialisé.

Mode d'emploi des œufs de caille crus dans la cure :

Mélangés à du fromage blanc non sucré auxquels sont ajoutés des fruits frais finement coupés, le tout très mélangé.

Aucun petit déjeuner ne doit accompagner cette prise d'œufs de caille crus.

Jusqu'au repas de midi, il faut éviter toute absorption d'aliment ou boisson chaud, et toute ingestion de boisson alcoolisée.

Il s'agit donc d'une cure de soixante œufs de caille crus s'étalant sur deux semaines.

Pour davantage de précision sur la cure d'œufs de caille crus dans le traitement des phénomènes allergiques, se reporter à mon ouvrage *Super-régénération par les aliments-miracles.*

résultats

Je revois à nouveau l'adolescente en septembre 1981 qui se montre satisfaite des résultats obtenus car, en pratiquant la cure d'œufs de caille crus, aucune crise allergique ne s'est manifestée.

A titre d'entretien, je conseille à la jeune fille de pratiquer tous les trois mois cette cure d'œufs de caille crus.

catarrhe oculo-nasal allergique (rhume des foins)

Alain E., 13 ans, Paris.

Cet enfant pendant le trimestre « fatidique » (avril-mai-juin) larmoie, tousse durant près de trois heures tous les après-midi.

La désensibilisation a été tentée, sans apporter toutefois de résultat.

Sur les recommandations d'une parente arthrosique très améliorée par mes soins, les parents viennent me consulter, mais ils ont peu d'espoir de voir guérir leur fils.

A l'examen irien, je note la fameuse collerette de teinte jaune citron, ainsi qu'un relâchement de la trame irienne au niveau du foie, du côlon, et à un niveau moindre au niveau du tube digestif.

J'interroge les parents sur le mode nutritionnel de l'enfant .

Matin
Café au lait + pain beurré + miel *ou* confiture.

Midi
Charcuterie *ou* crudités variées dont tomates + riz *ou* pâtes sauce tomate + viande *ou* poisson *ou* œufs + gâteaux secs + fruit + sirop ou limonade.

17 h
Pain beurré + miel + jus de fruits.

Soir
Au repas du soir, l'enfant n'éprouve aucune faim, consomme seulement une pâtisserie.

J'explique alors aux parents que sous le diaphragme de l'enfant n'existe plus un tube digestif mais un véritable

« égout », du fait des nombreuses erreurs que comporte son mode alimentaire.

conseils diététiques

1. Suppression de l'indigestion chronique génératrice des manifestations allergiques, à savoir :
   - le miel,
   - la charcuterie,
   - les sirops,
   - le goûter hyperglucidique (remplacement par fruit + fromage blanc non sucré),
   - les fruits et jus de fruits pris aux repas comprenant des glucides,
   - les tomates aux repas comprenant des glucides.
2. Adoption de l'alimentation multi-individualisée n° 2.
3. Au milieu du petit déjeuner, prise de :

   1 comprimé P.O.P.
4. Au milieu du déjeuner et dîner, prise de :

   3 comprimés GERMROLA
   \+
   2 comprimés GERIAROLA.

résultats

Je revois cet enfant durant l'automne de la même année 1981 ; aucune manifestation allergique durant les mois « fatidiques » ; de plus l'enfant a grandi, forci à un tel degré qu'il stupéfie l'entourage.

sinusite chronique depuis cinq ans

Véronique M., 13 ans, Fontainebleau (77).

Les parents m'exposent que leur enfant souffre d'une sinusite chronique résistant à tous les traitements antibiotiques.

Un médecin consulté est parvenu toutefois à améliorer cette sinusite par l'administration de complexes homéopathiques : LEHNING 114 et SINUSPAX.

Mais, actuellement, cette sinusite revient en force, accompagnée de violents maux de tête et d'une haleine fétide.

Certains médecins ont diagnostiqué une sinusite maxillaire, d'autres une sinusite frontale.

J'informe les parents que ce type de distinction ne revêt aucune importance en lui-même, la cause fondamentale de l'infection siégeant dans le tube digestif et la localisation infectieuse ne comporte pas de signification importante.

Je procède à l'examen irien, observant une collerette de teinte jaune citron, un cercle gastrique très clair traduisant l'inflammation gastrique, ainsi qu'un relâchement au niveau du côlon et du foie.

J'interroge les parents sur le mode nutritionnel de l'enfant :

Matin
Thé léger + pain beurré + mélasse.

Matinée
L'enfant consomme des biscottes tartinées d'une purée d'arachide.

Midi
Crudités variées + légumes *ou* pommes de terre *ou* pâtes *ou* riz + viande *ou* poisson + fromage.

17 h
Pain beurré + mélasse + fruit.

Soir

Salade et parfois charcuterie + omelette *ou* jambon + légumes *ou* pommes de terre + fromage + eau du robinet (de même qu'au repas de midi).

Prenant connaissance du mode alimentaire de l'enfant, la cause de la sinusite chronique m'apparaît comme résidant dans le tube digestif du fait de :

1. l'utilisation d'un inhibiteur de digestion : la mélasse ;
2. la surcharge essentielle en glucides et lipides ; l'enfant a, en effet, l'occasion d'utiliser des glucides aux repas des petit déjeuner, déjeuner, goûter, dîner, et matinée, soit 5 sources de glucides journalières sous forme de pain, biscottes et mélasse.

L'enfant est, de plus, l'objet d'une alimentation trop riche en matières grasses : il consomme du beurre le matin, du beurre d'arachide dans la matinée, du fromage à midi et au repas du soir, de nouveau du beurre au goûter.

Cet enfant présente donc une surcharge glucido-lipidique dans son alimentation, entraînant le ralentissement de la digestion, l'augmentation des fermento-putrescences, d'où la naissance de poisons évacués aux sinus.

De même, cette augmentation des fermento-putrescences s'accompagne d'une exaltation de certaines bactéries ou virus au pouvoir pathogène latent dans le tube digestif, qui grâce à la congestion-inflammation-infection de la muqueuse, s'étend de proche en proche jusqu'au pharynx et de là gagne par voie ascendante les sinus.

conseils diététiques

1. Adoption de l'alimentation multi-individualisée n° 2.
2. Dans la matinée, prise de :
   1/2 comprimé ACEROLA PLUS.
3. Au milieu du petit déjeuner, prise de :
   1 comprimé P.O.P.
4. Au milieu des repas de midi et du soir, prise de :
   3 comprimés GERMROLA.

résultats

Le mal devait être profond puisque six mois ont été nécessaires pour faire disparaître cette sinusite.

laryngite et trachéite
avec hypersensibilité à l'humidité et au froid

Mariette U., 12 ans, Rouen (76).

L'enfant était atteinte d'angine et amygdalite à répétition, ce qui faisait indiquer la suppression des amygdales par les spécialistes consultés. Ces derniers estimaient, en effet, que tous les troubles disparaîtraient en cas d'ablation des amygdales.

Toutefois après cette intervention, l'enfant est toujours malade, mais cette fois elle est atteinte de laryngite et de trachéite avec sensibilité extrême au moindre changement de temps, au moindre brouillard, à la moindre pluie.

Toute baisse de température équivaut au déclenchement d'une trachéite ou d'une laryngite chez l'enfant.

« Toutes les trois semaines, me déclare le père, notre fillette est traitée aux antibiotiques; le malheur est que ceux-ci la fatiguent beaucoup, elle n'a plus d'appétit. »

Depuis ces traitements répétés aux antibiotiques, l'enfant souffre en effet de fatigue, de diarrhées et d'inappétence.

Les médecins spécialistes assurent qu'aucun traitement, excepté celui aux antibiotiques, n'est envisageable.

Je procède à l'examen irien et note une dilatation du tube digestif ainsi que des signes inflammatoires dans la région du foie.

J'interroge les parents sur le mode nutritionnel de l'enfant :

Matin
Cacao composite + pain beurré + confiture *ou* miel.

Midi
Charcuterie + légumes *ou* pommes de terre *ou* pâtes + viande *ou* poisson + fromage *ou* pâtisserie maison + 1 à 2 verres de cidre.

Goûter
Pain beurré + chocolat *ou* confiture *ou* miel + 1 à 2 verres de cidre.

Soir
Potage *ou* crudités + légumes *ou* pommes de terre + poisson *ou* omelette *ou* jambon + fromage + 1 à 2 verres de cidre.

conseils diététiques

1. Suppression du goûter hyperglucidique et remplacement par :

   fruits frais
   +
   fromage blanc *ou* yaourt non sucré *ou* œuf coque.

2. Suppression du cidre aux repas.
3. Suppression des charcuteries.
4. Suppression de la confiture et du miel.
5. Adoption de l'alimentation multi-individualisée n° 2.
6. Au milieu du petit déjeuner, prise de :

   1 comprimé de P.O.P.

   au milieu du déjeuner et du dîner :

   2 comprimés de GERMROLA
   +
   1 cuil. à café de MINEROLA.

résultats

Un mois après le réglage alimentaire et le traitement, l'enfant a été atteinte d'une trachéite.

Mais, depuis, tout est terminé, et ni le froid ni l'humidité n'ont la moindre influence sur la santé de l'enfant.

laryngite périodique
survenant de mai à septembre
et curieusement disparition totale au mois de juillet

Manuel R., 11 ans, Belfort (90).

De mai à septembre, l'enfant est atteint deux à trois fois par mois d'une laryngite avec fièvre élevée, enrouement, difficulté d'avaler et épuisement quasi complet.

Les parents se disent effrayés de la quantité d'antibiotiques que doit ingérer leur fils durant ces périodes.

Je suis étonné que, durant le mois de juillet, la laryngite de l'enfant disparaisse.

La raison va apparaître dans ce qui suit.

Je procède à l'examen irien et note des signes inflammatoires au niveau du foie et du pancréas.

J'interroge les parents sur le mode nutritionnel de l'enfant :

Matin
Thé léger + pain + fromage *ou* œuf *ou* jambon *ou* omelette au bacon.

Midi
Crudités variées *ou* jambon de Bayonne + légumes *ou* pommes de terre *ou* pâtes *ou* riz + viande *ou* poisson + fromage *ou* flan maison *ou* tarte aux fruits maison *ou* parfois un fruit + eau du robinet.

17 h
L'enfant n'a en général pas très faim ; il ne mange que des fruits, parfois une banane.

Soir

Crudités *ou* salade verte + légumes *ou* pommes de terre + omelette *ou* jambon à l'os + fromage *ou* crème caramel maison + eau du robinet.

conseils diététiques

1. Supprimer l'eau du robinet et la remplacer par de l'eau de Volvic *ou* Mont-Rocous *ou* Katell-Roc.
2. Supprimer la banane consommée parfois au goûter, la banane constituant à ce repas une quatrième source de glucides. Si l'enfant désire consommer ce fruit, son petit déjeuner sera alors composé de bananes écrasées à l'exclusion de tout autre aliment.
3. Préférer les crudités en début de repas au jambon.
4. Les fruits seront évités au repas de midi.
   Les fruits ne seront consommés qu'au goûter, accompagnés d'un fromage blanc *ou* d'un yaourt non sucré.

Toutefois les erreurs que comporte l'alimentation de l'enfant ne sont pas très importantes, non proportionnelles aux troubles présentés.

De plus, la disparition de la laryngite de l'enfant au mois de juillet n'est pas mise en évidence.

Je demande alors aux parents en quoi consiste leur activité durant le mois de juillet.

« Nous partons dans notre maison de campagne en Haute-Loire située dans un petit village où nous passons des vacances très reposantes. »

J'interroge les parents sur la similitude de l'alimentation durant les congés estivaux et au lieu de résidence habituel.

« Absolument, je cuisine en vacances de la même manière qu'à la maison », me répond la maman. « Peut-être même que nous consommons des produits encore plus frais sur le lieu de vacances », ajoute-t-elle.

C'est alors que le père fait cette remarque capitale : « Oui, même nourriture qu'à la maison *mais Manuel ne mange pas des glaces toute la journée lorsque nous sommes en Haute-Loire.* »

J'apprends que, durant les mois de mai à septembre, deux marchands de glace « sillonnent » le quartier où réside la famille, l'un passant à 16 h, l'autre à 11 h et 18 h chaque jour. Le petit Manuel ne manque jamais d'insister auprès de sa mère, qui cède toujours, pour acheter des glaces.

J'explique aux parents que les glaces consommées par l'enfant sont responsables de ses laryngites.

Les glaces absorbées trois à quatre fois par jour anéantissent le tube digestif de l'enfant.

En effet, une glace est un mélange d'œufs, de lait, de sucre auxquels sont ajoutés plusieurs ingrédients plus ou moins naturels, plus ou moins de synthèse.

Cet ensemble absorbé glacé constitue un véritable stress pour la muqueuse gastrique, le froid inhibant totalement les mécanismes digestifs en cours.

N'oublions pas qu'après un repas, l'intelligence somatique cellulaire adapte les mécanismes digestifs : péristaltisme, degré d'acidité ou d'alcalinité, teneur variable en amylase, en protéase, en lipase et autres, sécrétion de mucine ; coordination extrêmement précise entre les sécrétions gastriques intestinales, pancréatiques et biliaires, cela EN FONCTION DE LA BIOCHIMIE DU REPAS INGÉRÉ.

Si une heure et demie après un repas est consommé un nouvel aliment et en particulier un aliment aussi difficile à digérer qu'une glace, tout le péristaltisme, toutes les sécrétions digestives, enzymatiques, doivent être modifiées, « reprogrammées », cela EN FONCTION DE LA NOUVELLE COMPOSITION BIOCHIMIQUE DU BOL ALIMENTAIRE TOTALEMENT MODIFIÉE PAR L'INGESTION DU NOUVEL ALIMENT.

C'EST DONC UNE DÉSORGANISATION COMPLÈTE DU PÉRISTALTISME ET DE LA PHYSIOLOGIE DIGESTIVE QUI S'OPÈRE LORSQU'UNE HEURE OU UNE HEURE ET DEMIE, OU DEUX HEURES, VOIRE TROIS HEURES APRÈS, EST INGÉRÉ UN NOUVEL ALIMENT.

Et cette désorganisation est d'autant plus importante qu'il s'agit d'un mélange alimentaire complexe, absorbé glacé.

On ne soulignera jamais assez l'influence destructrice du grignotage en dehors des repas, tels que les bonbons des enfants (caramels, guimauves, bonbons de fraises, souris en chocolat, rouleaux de réglisse, sucettes, barres de nougat enrobées de chocolat, mélanges noix de coco et chocolat), bonbons qui séduisent et attirent les enfants, bonbons consommés à la récréation, sur le trajet de l'école, au goûter.

Ces bonbons consommés entre les repas entraînent une désorganisation digestive complète avec augmentation massive des fermento-putrescences génératrices de la plupart des maladies infantiles.

D'une façon innée, les enfants aiment les saveurs sucrées, donc le saccharose, et il faut constater qu'un dessert tel que crème caramel, flan à la vanille diététique, tarte aux fruits cuits maison donné en fin de repas alors que l'organisation péristaltique et biochimique du repas n'a pas commencé, n'offre pas de nuisances excessives et satisfait pleinement le sens gustatif de l'enfant.

C'est pour cette raison que seront choisis des desserts agréables, mais le plus sains possibles, en général faits maison ou achetés en diététique (crèmes, flans, tartes).

Dans le cas où l'enfant tient particulièrement aux glaces, ces dernières doivent de préférence être faites maison, sinon il faut choisir des glaces du commerce de bonne qualité.

Les glaces seront consommées toujours en fin de repas, et constitueront le dessert, auquel **succédera immanquablement une infusion chaude dans le but de réchauffer la muqueuse gastrique et évitant de ce fait l'inhibition due au froid.**

Pour comprendre exactement le mécanisme de l'intoxination et des infections naissant dans le tube digestif, se reporter au chapitre « Une cause essentielle dans la genèse des maladies : l'indigestion chronique » (*Super-régénération par les aliments miracles,* Albin Michel).

Mais revenons au cas du petit Manuel. Après approfondissement du problème, nous lui avons conseillé :

1. Adoption de l'alimentation multi-individualisée n° 3.

2. Tant pour sa satisfaction gustative que pour ne pas le perturber psychologiquement, l'enfant recevra tout l'été au repas de midi l'excellente glace faite par sa maman, ou à défaut achetée dans le commerce.

3. Les repas comprendront toujours un fromage *ou* un dessert ; si le dessert est une glace, celle-ci figurera toujours au repas de midi.
4. Si une glace est donnée en dessert, elle sera toujours suivie d'une infusion chaude
5. Au milieu du petit déjeuner, prise de :

   1 comprimé P.O.P.
6. Au milieu du déjeuner et du dîner, prise de :

   2 comprimés GERMROLA.

résultats

Guérison ultra-rapide.

Aujourd'hui, trois ans après, pas le moindre retour des laryngites de l'enfant.

les maladies broncho-pulmonaires

bronchite à répétition de l'automne au printemps

Sylvie M., 8 ans, Paris.

L'enfant est atteinte de bronchite deux fois par mois durant toute la saison d'octobre à avril.

Tous les sirops existants ont été essayés pour enrayer ces bronchites et l'on recourt chaque fois aux antibiotiques.

Les parents ont consulté de nombreux spécialistes; sans résultat.

A l'examen irien, je note des signes inflammatoires dans la région du foie et tout le tube digestif, en particulier dans la région du côlon.

J'interroge les parents sur le mode nutritionnel de l'enfant :

Matin

Un grand verre de jus d'orange (précédant d'1/4 heure le petit déjeuner).

Cacao au lait composite + pain beurré + confiture *ou* miel.

Midi

Crudités variées + légumes *ou* frites + viande *ou* raviolis *ou* poisson surgelé + fromage + jus de fruits en poudre additionné d'eau.

Goûter

Pain + chocolat + jus de fruits en poudre additionné d'eau.

Soir

Potage *ou* salade verte + omelette *ou* jambon *ou* charcuterie + entremets instantané + jus de fruits en poudre additionné d'eau.

Je m'étonne qu'avec une alimentation aussi incorrecte, cette enfant ne soit pas plus malade.

conseils diététiques

1. Suppression des raviolis très indigestes.
2. Suppression des poudres de fruits pour boissons instantanées.
3. Suppression des conserves.
4. Suppression du miel et des confitures.
5. Suppression du goûter hyperglucidique et remplacement par :

   fruit frais + fromage blanc *ou* yaourt non sucré.
6. Suppression du jus de fruits précédant le petit déjeuner.
7. Suppression des charcuteries.
8. Adoption de l'alimentation multi-individualisée n° 2.
9. Au milieu du repas du matin, prise de :

   1 comprimé P.O.P.
10. Au milieu du déjeuner et du dîner, prise de :

    3 comprimés GERMROLA
    +
    1 comprimé GERIAROLA.

    P.O.P., GERMROLA, GERIAROLA : à utiliser durant six mois.
11. Utilisation de l'eau nature aux repas (eau de Volvic *ou* Mont-Roucous *ou* Katell-Roc).

résultats

J'avais vu l'enfant en mars 1979 ; nous voici en automne 1982 et aucune bronchite n'est jamais revenue l'inquiéter.

asthme dit allergique

Florence C., 11 ans, Paris.

Les parents sont inquiets de l'état de leur enfant qui, la nuit, est prise de violents accès de crises d'asthme avec étouffement ; les spasmes sont parfois si violents qu'il faut recourir à la théophylline, voire à la cortisone.

Entre ces périodes, un fond bronchitique demeure ; l'enfant expulse des mucosités de teinte jaune verdâtre en quantité abondante.

Les désensibilisations et l'acupuncture ont été tentées ; sans résultat.

Un médecin phytothérapeute a obtenu une amélioration passagère au moyen de l'aromathérapie et des oligo-éléments.

A l'examen irien, on note une collerette très visible ainsi que des anneaux de spasme, des signes inflammatoires au niveau du pancréas, de la région hépato-vésiculaire.

J'interroge les parents sur le mode nutritionnel de l'enfant :

Matin
Pain + fromage blanc + cacao composite au lait.

Midi
Omelette *ou* jambon *ou* crudités + viande *ou* poisson + légumes *ou* pommes de terre *ou* pâtes + fromage + fruit + eau du robinet.

Goûter
Pain beurré + confiture + jus de fruits.

Soir
Salade verte + légumes *ou* pommes de terre + omelette *ou* poisson *ou* jambon + crème caramel *ou* semoule au lait *ou* fruit cuit + eau du robinet.

conseils diététiques

1. Suppression des causes de l'indigestion chronique responsable de cet asthme dit allergique, à savoir :

   • le goûter hyperglucidique et remplacement par :

   fruit + fromage blanc *ou* yaourt non sucré *ou* un œuf coque ;
   • le café au lait et remplacement par une chicorée teintée de lait ;
   • le fromage blanc car il inhibe la digestion gastrique lorsqu'il est associé au pain du petit déjeuner ; remplacement par du fromage au petit déjeuner ;
   • les fruits et jus de fruits aux repas comprenant un farineux ou un féculent.

2. Adoption de l'alimentation multi-individualisée n° 3.

3. Au milieu du petit déjeuner, prise de :

   1 comprimé P.O.P.

4. Au milieu du déjeuner et du dîner, prise de :
   3 comprimés GERMROLA
   +
   1 cuil. à café de MINEROLA.

résultats

En trois mois, j'estime l'amélioration de l'enfant à 70 % ; après six mois, la guérison est totale.

asthme, bronchite chronique et surinfection périodique

Fabrice T., 13 ans, Grenoble (38).

Les spasmes bronchiques avec intenses difficultés respiratoires sont rares chez l'adolescent ; ils reviennent une fois tous les deux mois.

Mais l'encombrement bronchique est considérable, l'enfant expulsant quotidiennement des mucosités en quantité abondante. Et très souvent se produit une infection bronchique et rhino-pharyngée surajoutée, nécessitant les antibiotiques six à sept fois dans l'année.

A l'examen irien, les bronches sont peu marquées ; par contre l'indigestion chronique, cause du mal, est manifeste.

J'interroge la mère sur le mode nutritionnel de l'enfant :

Matin
Cacao composite au lait + pain beurré + miel *ou* confiture.

Midi
Crudités variées + légumes *ou* pommes de terre *ou* pâtes *ou* riz sauce tomate + viande *ou* poisson + fruit *ou* flan *ou* tarte aux fruits + eau du robinet additionnée de sirop.

Goûter
Pain + fromage + 1 jus d'orange.

Soir
Potage *ou* salade verte + poisson *ou* omelette *ou* œufs au plat *ou* viande froide + fromage + eau additionnée de sirop.

conseils diététiques

1. Suppression des causes du mal, c'est-à-dire l'indigestion chronique, à savoir :
   - la sauce tomate,
   - les sirops,
   - le miel,
   - le pain au goûter ; celui-ci sera composé d'un fruit frais + yaourt,
   - le cacao composite.

   On évitera l'utilisation d'un cacao composé de sucre, de farines diverses, de poudre de banane déshydratée, de farine de soja déshydratée, etc., lequel cacao est certes très nourrissant mais extrêmement indigeste.
   On préférera l'utilisation au petit déjeuner d'un cacao intégral, avec adjonction de sucre.

2. Adoption de l'alimentation multi-individualisée n° 3
3. Au milieu du petit déjeuner, prise de :

   1 comprimé P.O.P.
   \+
   3 comprimés GERMROLA
4. Au milieu du déjeuner et du dîner, prise de :

   2 comprimés GERMROLA
   \+
   2 comprimés GERIAROLA

résultats

La guérison fut très rapide puisque, trois semaines après, en juin 1977, l'enfant n'éprouvait plus le moindre encombrement bronchique.

asthme allergique très grave nécessitant fréquemment des transports à l'hôpital en service de réanimation

Jean A., 12 ans, Paris

L'enfant est amené par la tante et la maman sur la recommandation d'un de mes patients. Ces deux personnes manifestant une certaine arrogance, précisant qu'elles ne croient aucunement à l'efficacité de mes soins et qu'elles viennent me consulter uniquement pour faire plaisir à leur parent M. D., j'hésite sur l'attitude à adopter.

Dois-je les congédier sur-le-champ ou effectuer ma consultation ?

J'opte finalement pour la seconde attitude, et interroge la mère sur l'enfant.

Celle-ci m'informe que, depuis la naissance, son fils est sujet à des crises d'étouffement dues à un asthme catarrhal et spasmodique dont l'origine serait allergique.

L'enfant expectore abondamment des mucosités fétides et de teinte verdâtre.

Parfois, l'encombrement bronchique est tel que l'enfant s'asphyxie et, lorsque le spasme est tel, l'enfant devient cyanosé. Il est alors transporté d'urgence en réanimation.

Ces transports dans les services de réanimation pour cyanose, asphyxie, encombrement bronchique se répètent pratiquement toutes les trois semaines.

A l'examen irien, je note des signes inflammatoires au niveau des bronches, du foie ainsi qu'une considérable intoxination d'origine digestive.

J'interroge la mère sur le mode nutritionnel de l'enfant :

Matin
Café au lait + pain beurré + miel + 1 jus de fruits.

Midi
Crudités + légumes *ou* pommes de terre *ou* pâtes + viande *ou* poisson + fromage + crème caramel, tarte aux fruits *ou* flan + 1 jus de fruits.

17 h
Pain beurré + miel + 1 jus de fruits.

Soir
Salade verte + pommes de terre et légumes verts + poisson *ou* œufs + fromage + jus de fruits.

conseils diététiques

1. Suppression de l'indigestion chronique par les moyens suivants :

   • suppression de la cause fondamentale : les jus de fruits au petit déjeuner, déjeuner, goûter, dîner, consommés avec un farineux ou féculent ;

   • suppression du goûter hyperglucidique et remplacement par :

fruit
+
fromage blanc *ou* yaourt non sucré ;

- suppression du miel et des confitures ;

au repas de midi : consommer fromage *ou* dessert, lequel dessert ne sera jamais un fruit mais une crème caramel *ou* tarte aux fruits cuits *ou* semoule *ou* riz au lait.

2. Suivre l'alimentation multi-individualisée n° 2.

résultats

Une semaine après la consultation, je reçois un appel téléphonique de la tante qui, très méfiante et sceptique, s'étonnait de la disparition des encombrements bronchiques, de l'aptitude à respirer normalement chez son neveu.

Elle trouvait cela anormal, le résultat lui semblait impossible ; la tante jugeait même les résultats étranges.

« En quelques jours, vous, non-médecin, comment pouvez-vous obtenir des résultats là où en une dizaine d'années ont échoué tous les spécialistes ? Cela n'est pas normal ; j'ai peur pour mon neveu ; cela ressemble à de la magie et je crains un choc en retour. Je regrette, monsieur, d'être venue vous voir avec la maman du petit », me déclara la tante au bout du fil.

Face à cette mauvaise foi évidente, je faillis ne pas mâcher mes mots, mais le fait de penser à ce pauvre enfant transporté régulièrement dans les services de réanimation me fit répondre à la tante :

« Madame, je vous en prie, continuez, les résultats obtenus n'ont rien de “ magique ”, c'est même au contraire la première fois que l'on donne à votre neveu des soins rationnels en supprimant les causes de la maladie. Tout simplement avons-nous visé juste, dans le mille, et les résultats sont ultra-rapides. »

J'insiste : « Continuez, ne serait-ce que pour l'enfant... »

Aussi l'enfant fut-il définitivement guéri, puisque aujourd'hui, quatre ans après, il n'a souffert d'aucune autre crise.

tuberculose pulmonaire

Laurent T., 13 ans, Paris.

L'enfant présente un aspect chétif, malingre ; le teint est pâle, les yeux cernés.

Son alimentation est végétarienne.

On vient de lui déceler une tuberculose pulmonaire évolutive.

Le médecin a préconisé des antibiotiques à juste raison. Les parents, toutefois, s'élèvent contre ce traitement.

Ils viennent me consulter pour que l'on traite l'enfant sans recourir aux antibiotiques.

Je refuse formellement et catégoriquement, expliquant aux parents que les antibiotiques sont, dans ce cas, indispensables.

Je leur propose simplement d'administrer à l'enfant un traitement phyto-aromathérapique ainsi qu'un réglage alimentaire pour pallier les effets secondaires des antibiotiques.

Les parents se regardent déconcertés face à cet exposé formel, ne sachant s'ils vont rester dans mon bureau. Ils se décident toutefois à la consultation de leur enfant.

A l'examen irien, je note effectivement une caverne assez importante, ouverte, au niveau du poumon droit ainsi qu'une trame irienne très lâche, indiquant une déficience profonde de l'organisme.

J'interroge les parents sur le mode alimentaire de l'enfant :

Matin

Infusion + pain complet + graisse de palme.

Midi

Crudités + légumes *ou* céréales + 50 g de fromage blanc *ou* 1 jaune d'œuf + gâteaux secs + eau de Volvic + saupoudrée sur les aliments, 1 à 2 cuil. à café de levure.

17 h

Pain + miel.

Soir

Fruits + céréales *ou* pommes de terre *ou* légumes + noisettes *ou* amandes *ou* noix de cajou + infusion.

J'explique aux parents que les protéines végétales contenues dans les oléagineux (noix, amandes, noisettes, noix de cajou) et les céréales sont incomplètes. De plus, les acides aminés contenus dans ces protéines sont difficilement extractibles du fait qu'elles sont enfermées dans un contexte fibreux. (Voir « Pourquoi l'alimentation végétarienne est-elle si dangereuse ? » et « Le mythe des protéines végétales » dans ce même livre.)

Quant aux protéines de provenance animale données au repas de midi, elles sont insignifiantes,

50 g de fromage blanc équivalent à un très faible apport protéique ; pour un adolescent, 150 g de fromage blanc entier représentent un minimum d'apport protéique au repas de midi lorsque le fromage blanc constitue la seule source de protéines du repas, comme c'est ici le cas.

Quant aux œufs, le fait d'apporter un jaune d'œuf comme dans le cas présent représente une quantité insuffisante de protéines. Il est nécessaire de consommer l'œuf entier : une partie importante des protéines se trouve, en effet, dans le blanc d'œuf.

Les parents avaient lu les affirmations non fondées de certains auteurs naturopathes préconisant l'usage du jaune d'œuf au détriment de l'œuf complet, ce qui explique l'alimentation insuffisante en protéines donnée à leur enfant.

conseils diététiques

1. Suppression du goûter hyperglucidique et remplacement par :

   fruit + fromage blanc *ou* yaourt non sucré.

2. Suppression des fruits au début des repas ; ils seront désormais pris en quantité raisonnable à 17 h, accompagnés exclusivement de fromage blanc *ou* yaourt non sucré *ou* œuf coque.

3. Adoption de l'alimentation multi-individualisée n° 6 (il s'agit d'une alimentation végétarienne bien équilibrée).
4. Continuation du traitement chimique et antibiotique absolument nécessaire dans ce cas.
5. Consommation de l'ail si l'estomac de l'enfant le supporte bien (minimum 1 gousse d'ail par jour), l'ail ayant des propriétés antituberculeuses assez puissantes.
6. Au milieu des trois repas, prise de :
   4 comprimés GERMROLA
   \+
   1 comprimé P.O.P
   \+
   1 comprimé BILROLA.
7. Durant la journée, des infusions non sucrées de :
   BOURGEONS DE PIN • THYM • ORIGAN • CANNELLE • SARRIETTE • GIROFLE •

résultats

J'ai des nouvelles de l'enfant six mois après la consultation . grâce à la chimiothérapie, l'antibiothérapie, au réglage alimentaire et aux correcteurs phytothérapiques, l'enfant est dans une forme, une vitalité qu'il n'a jamais connues.

Le poumon est, bien sûr, entièrement guéri.

les maladies de peau

eczéma suintant

Isabelle D., 7 ans, Paris.

Les parents m'amènent cette enfant atteinte d'un grave eczéma du visage et des avant-bras réduits à l'état de plaie. Les parents sont désespérés ; ils ont vu différents spécialistes qui ont prescrit des pommades sur le visage, les avant-bras, mais celles-ci provoquent de violentes douleurs dans les coudes et la tête de l'enfant.

Les spécialistes n'en saisissent pas la raison.

J'explique aux parents que ces douleurs sont dues au refoulement des toxines à l'intérieur de l'organisme, du fait de l'action antisymptomatique des pommades.

L'enfant est maigre, d'apparence chétive.

A l'examen irien, je note une augmentation pathologique des putrescences intestinales ainsi que des signes inflammatoires au niveau du foie et du pancréas.

J'interroge les parents sur le mode nutritionnel de l'enfant :

Matin
Café au lait + pain beurré.

Midi
Crudités variées + légumes *ou* pommes de terre *ou* pâtes ou riz + viande *ou* poisson *ou* œufs + fromage + eau du robinet.

17 h
1 grand bol de café au lait.

Soir
L'enfant n'éprouve aucune faim au dîner ; on lui donne un grand bol de café au lait.

J'explique aux parents que les trois bols de café au lait bus dans la journée sont responsables de l'eczéma de l'enfant.

En effet, la diminution de la présure dans l'estomac et de la lactase dans l'intestin, chez l'enfant, font du lait un aliment difficile à digérer, excepté chez le nourrisson bien entendu.

Si l'on ajoute au lait du café de nature astringente et inhibiteur de la digestion, le mélange café et lait devient extrêmement difficile à digérer et entraîne l'augmentation des fermento-putrescences, responsables de l'intoxination génératrice des maladies, en l'occurrence de l'eczéma.

conseils diététiques

1. Suppression de l'eau du robinet et remplacement par de l'eau de Volvic *ou* Mont-Rocous *ou* Katell-Roc *ou* Evian.
2. Suppression totale du café au lait.
3. Le matin remplacement du café au lait par une chicorée teintée de lait.
4. Remplacement du goûter par :

   fruits frais + fromage blanc *ou* yaourt non sucré *ou* un œuf coque.
5. Remplacement du café au lait du soir par un repas complet.
6. Adoption de l'alimentation multi-individualisée n° 3.
7. Au milieu du petit déjeuner, prise de :

   1/2 comprimé P.O.P.
8. Au milieu du repas de midi et du soir, prise de :

   1 cuil. à café de MINEROLA.

résultats

L'eczéma disparaît progressivement, sur un laps de temps de trois mois.

N.B.

Nous attirons l'attention du naturopathe d'obédience orthodoxe sur les constatations suivantes :

- dans chaque bol de café au lait étaient présents deux morceaux de sucre ;
- dans la diététique conseillée, le café au lait a été remplacé par une chicorée teintée de lait contenant toujours deux morceaux de sucre ;
- en enlevant de l'alimentation les trois bols de café au lait (petit déjeuner, goûter, soir), nous avons donc soustrait de l'alimentation de cet enfant six morceaux de sucre ;
- par contre, du fait que nous avons donné le soir un repas équilibré comprenant des doses normales de glucides (riz ou pâtes ou pommes de terre), et que nous avons donné au repas du soir du fromage ou un dessert, alors qu'initialement l'enfant ne consommait que du fromage au repas de midi sans dessert, l'on s'aperçoit que l'alimentation est désormais nettement plus chargée en FARINEUX, FÉCULENTS et SUCRE, phénomène qui n'a pas entravé la guérison d'une maladie (eczéma) prétendument causée par les « colles », selon les théories de la naturopathie orthodoxe.

eczéma suintant et crevassé sur le visage et sur toute la surface du corps

Tristan S., 7 ans, Tours (37).

Le visage et le corps de l'enfant ne sont plus qu'une plaie faisant de lui un véritable « infirme cutané ».

Les parents ont consulté différents spécialistes, dermatologues, puis ont effectué la tournée des guérisseurs.

Chaque application de traitement procure une amélioration passagère suivie d'une recrudescence de l'eczéma.

A l'examen irien, je note un cercle rouille digestif envahissant tout l'iris ainsi que des lacunes au niveau du foie et des reins.

Dans les antécédents de l'enfant, on relève la scarlatine et la présence d'albumine dans les urines durant trois mois.

Je procède à l'interrogatoire alimentaire de l'enfant :

Matin
Cacao composite au lait + pain beurré + confiture *ou* miel *ou* mélasse.

Midi
Charcuterie dont souvent des rillettes + légumes *ou* pâtes *ou* riz + viande + pâtisserie *ou* glace + limonade et sirop.

Goûter
Pain + chocolat + 1 verre de jus de fruits.

Soir
Potage + charcuterie + fromage + 1 fruit + sirop et limonade.

conseils diététiques

Pour comprendre exactement les causes de l'eczéma, le lecteur se reportera au chapitre « Une cause essentielle dans la genèse des maladies : l'indigestion chronique » (*Super-régénération par les aliments miracles,* Albin Michel).

1. Suppression des causes de l'indigestion chronique responsable de l'eczéma :
   - les sirops,
   - les limonades,
   - le goûter hyperglucidique,
   - les jus de fruits et les fruits consommés à un repas incluant des farineux ou féculents,
   - les charcuteries,
   - les confitures, le miel, et la mélasse.

2. Le chocolat sera réservé comme dessert au repas de midi lorsque l'enfant en désirera ; le chocolat ne sera donc pas consommé au goûter qui sera composé de :

   fruit frais + yaourt *ou* fromage blanc non sucré *ou* œuf coque.

   - éviter en général les potages aux repas.

3. Un jour par mois : diète au VELOUTÉ DE LÉGUMES ET POMMES DE TERRE.

4. Au milieu du repas de midi :

   une cuil. à café de POLLEN.

5. Pendant huit jours, prendre à jeun le contenu d'une gélule de levure vivante dans de la Volvic.

résultats

Huit mois furent nécessaires pour obtenir la guérison.

eczéma du visage et des bras suite à un régime amaigrissant crudivore

Gilles U., 13 ans, Paris.

L'adolescent consommait à tous ses repas d'importantes quantités de pain, pâtes, gâteaux et chocolat, aussi était-il atteint d'un excédent de poids de 12 kilos.

Les parents firent examiner leur fils par un jeune naturopathe qui le soumit au régime suivant :

Matin

Fruits frais à volonté + fromage blanc à volonté.

Midi
Fruits frais à volonté + crudités variées + grillade *ou* poisson cru mariné dans le jus de citron.

Goûter
Fruits frais à volonté + fromage blanc.

Soir
Fruits frais à volonté + 1 à 2 œufs coque *ou* fromage blanc.

Le régime amaigrissant a été efficace ; l'enfant a retrouvé son poids normal, mais l'inconvénient est qu'il continue à maigrir et que s'est développé un eczéma du visage et des bras accompagné de prurit, c'est-à-dire de démangeaisons continuelles.

Les parents ont alors revu le naturopathe qui, sincèrement, n'a pu déceler les causes de cet eczéma et de ce prurit.

J'explique aux parents que l'acide lactique du fromage blanc, les acides citrique, malique, tartrique, sorbique et quinique des fruits sont expulsés par la peau, provoquant cet eczéma et ce prurit chez l'enfant. Ils n'ont pu être dans l'organisme totalement comburés en gaz carbonique et en eau car ils sont absorbés en quantité excessive, dépassant de ce fait le pouvoir oxydatif de l'organisme vis-à-vis des acides.

conseils diététiques

1. Consommation des fruits et de fromage blanc uniquement au goûter.
2. Adoption de l'alimentation multi-individualisée n° 10.
3. Au milieu du petit déjeuner, prise de :
   2 comprimés GERMROLA
   +
   1 comprimé P.O.P.
4. Au milieu du déjeuner et du dîner prise de :
   1 cuil. à café de MINEROLA.

résultats

Après deux mois, l'eczéma de l'enfant disparaît, de même qu'il retrouve un poids normal, stable par la suite.

eczéma des mains, des avant-bras et du pubis

Thomas L., 11 ans, Clermont-Ferrand (63).

L'eczéma de cet enfant forme des croûtes de teinte brunâtre desquelles s'écoule un pus épais, visqueux.

A l'examen irien, je note une dilatation du côlon avec augmentation des fermento-putrescences dans le tube digestif, ainsi que des signes inflammatoires au niveau du pancréas et de la rate.

J'interroge les parents sur le mode nutritionnel de l'enfant :

Matin
Cacao au lait + pain beurré + confiture.

Midi
Charcuterie *ou* crudités + légumes *ou* pommes de terre *ou* pâtes + viande *ou* poisson (très souvent en sauce) + pâtisserie *ou* fruit + jus de fruits gazéifié du commerce.

Goûter
Biscuit au chocolat + jus de fruits gazéifié du commerce.

Soir
Salade verte *ou* quelques rondelles de salami + omelette *ou* jambon + fromage *ou* fruit + jus de fruits gazéifié du commerce.

conseils diététiques

1. Suppression de la cause de l'indigestion chronique responsable de l'eczéma, à savoir :

- les jus de fruits gazéifiés du commerce (à remplacer par de l'eau de Volvic *ou* Mont-Rocous *ou* Katell-Roc),
- le goûter hyperglucidique,
- la charcuterie,
- la confiture,
- les fruits aux repas ; les fruits seront consommés à 17 h accompagnés de fromage blanc *ou* yaourt non sucré *ou* œuf coque.

2. Adoption de l'alimentation multi-individualisée n° 2.
3. Au milieu du petit déjeuner, prise de :

   1 comprimé P.O.P.
4. Au milieu du déjeuner et du dîner, prise de :

   2 comprimés GERMROLA
   +
   2 comprimés GERIAROLA.

résultats

Après trois mois, l'eczéma était très atténué. En cinq mois, disparition totale.

psoriasis du cuir chevelu, des coudes et des genoux

Elisabeth I., 9 ans, Paris.

L'enfant est nerveuse, fatigable ; ses yeux, ses ongles brillants, sa nervosité me font penser à un léger degré d'hyperthyroïdie.
L'enfance a été traversée de crises d'asthme.

Le psoriasis dont elle est atteinte est important mais bien délimité aux articulations du coude, du genou et sur le cuir chevelu.

Le prurit est intense, les démangeaisons fréquentes.

A l'examen irien, je note des anneaux de spasme, la couronne de l'orthosympathique très marquée ainsi qu'une lacune au niveau du foie, une zone rouille s'étendant largement sur toute la sphère digestive ; indice des fermento-putrescences décuplées.

J'interroge sur le mode nutritionnel de l'enfant :

Matin
Cacao avec très peu de lait + pain beurré.

Midi
Crudités sauf tomates que l'enfant n'aime pas *ou* jambon + viande *ou* poisson + fromage *ou* pâtisserie maison + eau du robinet.

Goûter
1 fruit (l'enfant n'a pas davantage faim).

Soir
Salade verte + omelette *ou* jambon + légumes *ou* pommes de terre + fromage + eau du robinet.

Les parents précisent toutefois que l'enfant n'éprouve aucune faim le soir, ne touchant pratiquement pas au repas.

Je suis étonné qu'une telle alimentation ne comportant pas de graves erreurs puisse s'accompagner de psoriasis.

Désirant approfondir l'interrogatoire alimentaire, je demande aux parents si des bonbons ne sont pas distribués à l'école, de même que du lait.

J'apprends finalement, à force de questions sur le mode de vie de l'enfant, que celle-ci passe saluer chaque matin, avant de se rendre à l'école, son oncle qui la gâte beaucoup et lui donne toujours quelques pièces.

L'argent en poche, la petite Elisabeth se rend chez le boulanger pour acheter bonbons, sucettes, rouleaux de réglisse, bâtons de guimauve, nougat enrobé de chocolat, noix de coco enrobée de chocolat, souris au caramel enrobées de chocolat, bonbons aux fraises, etc.

L'enfant absorbe ainsi quotidiennement de considérables quantités de sucre, de nougat, de chocolat, de colorants, parfums et autres additifs de synthèse.

conseils diététiques

1. Adoption de l'alimentation multi-individualisée n° 2.
2. En place des desserts indiqués dans l'alimentation multi-individualisée n° 2, on donnera les friandises que l'enfant consommait entre les repas en choisissant toutefois celles qui sont les moins colorées et les moins pourvues d'éléments synthétiques.
   Pour établir ce discernement, il est bien sûr nécessaire de se procurer la composition exacte des friandises proposées.
   Les parents devront convenir avec l'oncle que ce soit lui-même qui achète les friandises et ainsi les choisisse pour les offrir à sa nièce.
   L'oncle devra comprendre, après explication des parents, que les friandises ne doivent pas être consommées entre les repas mais en dessert où elles présentent infiniment moins de nuisance.
   Consommés entre les repas, les bonbons, sucreries, friandises diverses désorganisent totalement la physiologie digestive, entraînant une augmentation massive des fermento-putrescences responsables du psoriasis.
3. Au milieu du petit déjeuner, prise de :
   1 comprimé P.O.P.
   \+
   1 cuil. à café de POLLEN.
4. Au milieu du déjeuner et du dîner, prise de :
   1 comprimé GERIAROLA.

résultats

Après neuf mois du réglage alimentaire et de ce traitement, l'enfant se trouve entièrement débarrassée de son psoriasis.

N.B.

Certains naturistes pourraient reprocher d'avoir laissé au repas de l'enfant ces fameuses friandises si destructrices ; c'est mal connaître la psychologie infantile et la psychologie des parents.

Si nous avions demandé la suppression totale des friandises, cette directive n'aurait pas été appliquée, l'enfant ou l'oncle se débrouillant pour acheter les friandises quotidiennes à l'insu des parents.

Si dans ce cas nous avions été trop puriste, l'enfant aurait encore aujourd'hui, quatre ans après, son psoriasis.

psoriasis du cuir chevelu, du front, des oreilles, des joues, des chevilles, des coudes

Nicole T., 18 ans, Porrentruy (Suisse).

La jeune fille est désolée, elle ne peut connaître les joies de son âge : aller danser, au cinéma, au restaurant avec des amis par la faute de cette ennuyeuse dermatose.

Différentes pommades, différents traitements internes ont été essayés ; sans résultat.

Seul un guérisseur, en prescrivant des tisanes, a obtenu une amélioration.

A l'examen irien, je note la présence de taches toxiniques dans tout l'iris, une lacune au niveau du foie ainsi qu'un relâchement de la trame irienne au niveau du côlon.

J'interroge l'adolescente sur son mode nutritionnel :

Matin

Café au lait + pain beurré + confiture *ou* mélasse *ou* miel.

Midi
Crudités variées + légumes et pommes de terre *ou* pâtes *ou* riz + viande *ou* poisson + fromage *ou* dessert sous forme de chocolat le plus souvent + eau et sirop.

Goûter
Biscuits + chocolat.

Dîner
Salade verte + jambon *ou* omelette + fromage + chocolat + eau et sirop.

conseils diététiques

1. Suppression des causes de l'indigestion chronique, à savoir :
   - le miel,
   - la mélasse,
   - la confiture,
   - le goûter hyperglucidique et remplacement par 1 fruit + fromage blanc *ou* yaourt non sucré,
   - les sirops,
   - le café au lait et remplacement par une chicorée teintée de lait,
   - le chocolat entre les repas ; le chocolat pourra être consommé en dessert au déjeuner.
2. Adoption de l'alimentation multi-individualisée n° 3.
3. Au milieu du petit déjeuner, prise de :
   1 comprimé P.O.P.
4. Au milieu du déjeuner et du dîner, prise de :
   2 comprimés GERIAROLA
   +
   1 cuil. à café de POLLEN.
5. En cas de prurit intense, « démangeaisons » :
   bains aux FEUILLES DE NOYER.

résultats

En six mois, nous avons débarrassé l'adolescente de son psoriasis ; elle peut depuis goûter à toutes les joies de la vie.

psoriasis très étendu des bras, des jambes et du tronc

Jean-Marc R., 18 ans, Besançon (25).

Ayant consulté de nombreux ouvrages de médecines naturelles, le jeune garçon refuse de traiter son psoriasis avec les pommades de l'arsenal allopathique, à juste titre ; les thérapeutiques antisymptomatiques employées dans ce cas occasionnent des transferts morbides.

Différentes thérapies naturelles ont été employées jusqu'alors mais sans que l'adolescent les supporte.

A l'examen irien, je note une lacune énorme au niveau du foie et de la vésicule biliaire ainsi qu'une teinte rouille issue du tube digestif et envahissant tout l'iris ; ce qui signe l'origine digestive du psoriasis.

J'interroge l'adolescent sur son mode nutritionnel :

Matin

Aucun appétit le matin ; ne digère pas s'il fait un petit déjeuner.

Midi

Crudités variées + une fois toutes les deux semaines : une croûte aux morilles (spécialité régionale) + légumes *ou* pommes de terre *ou* pâtes + viande *ou* poisson en sauce + fromage + fruit.

Soir

Salade verte *ou* crudités + omelette *ou* jambon à l'os + légumes et pommes de terre + fromage *ou* fruit + eau de Volvic (ainsi qu'au repas de midi).

L'adolescent fume quatre à cinq cigarettes dans la journée.

conseils diététiques

1. Supprimer progressivement le tabac.
2. Ne pas abuser des plats en sauce.
3. Consommer les fruits loin des repas : à 17 h exclusivement.
4. Adopter l'alimentation multi-individualisée n° 2.
5. Si absence d'appétit le matin, aucun petit déjeuner (correction possible à l'alimentation multi-individualisée n° 2).

résultats

Je revois le jeune garçon trois mois plus tard ; on observe une légère amélioration.

Nous conseillons alors :

1. la poursuite de la même alimentation ;
2. un jour de diète au potage de LÉGUMES une fois par mois ;
3. une cure de LEVURES VIVANTES les 15 jours suivants (marque Sterling) :

   2 gélules chaque matin à jeun dans de l'eau de Volvic.

résultats

Je revois l'adolescent trois mois plus tard, observant à nouveau une légère amélioration.

L'adolescent n'a toutefois pas supporté l'usage des levures vivantes qui lui donnaient une impression de fatigue intense durant la matinée.

Nous conseillons alors :

1. la poursuite de la même alimentation ;
2. un jour par semaine : diète au potage de LÉGUMES.

résultats

Je revois le jeune garçon trois mois plus tard ; on observe cette fois une nette amélioration du psoriasis.

« Amélioration beaucoup plus sensible que les fois précédentes », déclare l'adolescent.

Nous conseillons de :

Continuer le même traitement durant trois mois encore.

résultats

L'amélioration s'est maintenue ; l'adolescent estime que son psoriasis est guéri de moitié.

D'autres traitements furent tentés à nouveau, mais la guérison s'est toujours maintenue à moitié.

Dans le cas du jeune garçon, les capacités détoxinantes de son foie vis-à-vis des toxines intestinales se trouvent extrêmement faibles ; il est bien sûr possible d'ajuster l'alimentation à cette capacité détoxinante diminuée. Pour ce faire, il suffirait par exemple de prescrire l'alimentation dissociée (3 repas par jour) :

- un repas de farineux, féculents avec légumes crus et cuits,
- un repas protidique — viandes, poissons ou œufs, fromages — avec légumes crus et cuits,
- un repas de fruits.

Dans ce cas, la diminution de la production des poisons intestinaux s'ajusterait à la faible capacité activité destructrice des poisons intestinaux du foie ; il y aurait équilibre entre production et destruction.

Malheureusement, si nous guérissions le psoriasis ainsi, nous observerions un amaigrissement, une fonte musculaire, l'hypotension, l'anémie, la déminéralisation ; c'est-à-dire une dévitalisation complète de l'individu.

Nous ne pouvons, bien entendu, nous résoudre à une telle solution qui serait pire que la dermatose.

Comme je le répète, nous nous contentons de cette demi-guérison.

psoriasis du cuir chevelu, des coudes et des genoux

Sylvain T., 17 ans, Paris.

Sept ans auparavant, en 1972, j'avais eu l'occasion de soigner ce jeune garçon pour des rhino-pharyngites à répétition et une déficience de l'activité scolaire ; tout était rentré dans l'ordre à la suite du réglage alimentaire et du traitement appliqués.

Lorsque l'adolescent vint me consulter à nouveau, en 1979, je lui expliquai que le psoriasis est dû à une production de poisons digestifs trop importante par rapport à la capacité hépatique de neutralisation de ces poisons, la force vitale éliminant ces toxines au niveau de la peau pour purifier l'organisme.

Le psoriasis est une maladie-soupape, protectrice de la vie ; cette dermatose possède donc en général une cause alimentaire.

Je conseille au jeune garçon de poursuivre l'alimentation indiquée sept ans auparavant, conseil qu'approuve l'adolescent car le réglage alimentaire lui a fort réussi.

Si toutefois le mode nutritionnel appliqué était exempt d'erreurs, on ne devrait observer aucun psoriasis ; c'est la remarque que je fais au jeune garçon.

Pour cela, je l'interroge sur d'éventuelles modifications alimentaires survenues dans la diététique indiquée sept ans plus tôt.

« Non, je ne vois pas... », me répond l'adolescent. Mais il ajoute aussitôt : « Si, maintenant, je prends mon goûter chez un copain. *Je consomme des fruits comme auparavant, mais je ne peux pas emporter de fromage blanc ; alors je mange du pain d'épice avec mon camarade.* Pourquoi souriez-vous ? »

Effectivement, je n'ai pu m'empêcher de sourire à l'exposé du nouveau goûter de l'adolescent ; la cause du psoriasis est apparue, flagrante ; c'est ce que j'explique au jeune garçon.

La guérison de son psoriasis implique la suppression du pain d'épice au repas de 17 h, car son association avec les fruits produit un mélange désastreux pour le tube digestif.

Considéré isolément, le pain d'épice, mélange de farine et de miel, se montre déjà un aliment extrêmement difficile à digérer.

Si, de plus, l'on acidifie le pain d'épice par la consommation simultanée de fruits, leurs acides citrique, malique, sorbique, transforment le tube digestif en un magma fermentescent et putrescent.

La consultation s'est arrêtée à cette explication, l'adolescent prenant note de l'antagonisme pain d'épice-fruits au repas du goûter.

Deux mois plus tard, l'adolescent me téléphone pour m'informer qu'il n'y a plus trace de psoriasis.

acné du front, du visage et du dos

Annie M., 17 ans, Angoulême (16).

L'adolescente a suivi de nombreux traitements pour venir à bout de son acné ; les antibiotiques lui apportent la guérison durant quelques semaines, mais il y a toujours récidive.

La jeune fille veut cesser le traitement aux antibiotiques qui la fatiguent beaucoup et occasionnent la diarrhée.

A l'examen irien, je note des signes inflammatoires dans la région utéro-ovarienne, deux petites lacunes au niveau du foie ainsi qu'un cercle de teinte rouille sombre s'étendant sur tout le tube digestif ; ce qui signe l'intoxination d'origine intestinale.

J'interroge l'adolescente sur son mode nutritionnel :

Matin
Café au lait + pain beurré + miel.

Matinée
Consommation d'une dizaine de bonbons.

Midi
Crudités + charcuterie + viande *ou* poisson + légumes *ou* pommes de terre *ou* pâtes *ou* riz + fruit + eau de table (robinet).

Après-midi
Consommation d'une dizaine de bonbons.

Soir
Charcuterie + légumes *ou* pommes de terre + viande *ou* poisson *ou* œufs + fromage + fruit.

conseils diététiques

1. Suppression des causes de l'indigestion chronique, à savoir :
   - le café au lait et remplacement par une chicorée teintée de lait,
   - le miel,
   - la charcuterie,
   - les bonbons consommés entre les repas,
   - les fruits consommés au repas, en guise de dessert.
2. Adoption de l'alimentation multi-individualisée n° 3.
3. Un jour sur sept : diète au potage LÉGUMES ET POMMES DE TERRE.
4. Prendre, à jeun, dans de l'eau de Volvic :
   3 gélules de levure STERLING.
5. Au milieu des repas, prise de :
   2 comprimés GERIAROLA.

résultats

Nous revoyons la jeune fille deux mois plus tard et nous avons le plaisir de constater que toute trace d'acné a disparu.

Nous conseillons :

1. de continuer l'alimentation et les diètes,

2. d'appliquer un masque à l'argile préparé avec une infusion concentrée de SAUGE SCLARÉE (une autre fois, masque à l'argile préparé avec une décoction de RACINE DE BARDANE). Traitement à poursuivre durant quatre mois.

Je revois la jeune fille au bout de ce délai ; sa peau est parfaitement lisse, ne portant plus aucun souvenir d'acné. Elle venait toutefois me consulter pour un traitement préventif de toute atteinte infectieuse, car elle devait effectuer un voyage en Inde.

acné du visage, du dos et de la poitrine

Christian L., 16 ans, Paris.

Le visage de l'adolescent est véritablement dévoré par d'énormes pustules d'acné ; pas un seul centimètre carré de peau saine.

Nous comprenons que ce jeune garçon éprouve des complexes du fait de cette affection.

Notons que le dos et la poitrine se trouvent dans le même état.

Les dermatologues donnent au jeune garçon des doses considérables et prolongées d'antibiotiques qui améliorent sa dermatose mais provoquent des brûlures dans tout le tube digestif, de la diarrhée ; l'adolescent ne veut plus entendre parler de ce type de traitement.

Je procède à l'examen irien et note le tube digestif marqué d'une teinte rouille, brunâtre ainsi qu'un relâchement de la trame irienne au niveau du foie, du côlon, de la rate et du pancréas.

J'interroge l'adolescent sur son mode nutritionnel :

Matin
1 jus d'orange + cacao composite au lait + pain + fromage *ou* œufs au bacon + yaourt sucré au miel.

Midi
Charcuterie (fréquemment rillettes) + légumes *ou* pommes de terre *ou* pâtes *ou* riz sauce tomate + viande *ou* poisson + fromage + fruits + eau de table (robinet).

17 h
Pain + charcuterie + thé au citron.

Soir
Charcuterie + salade verte + viande *ou* poisson *ou* omelette + fromage + fruit + eau de table (robinet).

conseils diététiques

1. Supression des causes de l'indigestion chronique, à savoir :
   - la charcuterie,
   - le miel,
   - les yaourts sucrés au miel,
   - le goûter hyperglucidique et remplacement par :

   fruit + fromage blanc *ou* yaourt non sucré *ou* œuf coque,
   - les fruits aux repas,
   - le cacao composite et remplacement par un cacao simple.
2. Adoption de l'alimentation multi-individualisée n° 3.
3. Sur un laps de temps d'une année :

   diète au potage de LÉGUMES et POMMES DE TERRE un jour sur sept.
4. A jeun tous les jours, prise de :

   3 gélules LEVURE STERLING.

résultats

Un an plus tard, je revois l'adolescent ; on n'observe pas la guérison mais une amélioration de 75 % : ce garçon a le visage transformé et, si l'on peut dire, retrouve un visage « humain ».

acné du visage et du dos

Karine P., 16 ans, Paris.

L'adolescente suit une alimentation végétarienne. L'acné dont elle est atteinte représente un handicap physique et psychologique.

Je procède à l'examen irien, notant une dilatation du tube digestif avec de nombreuses fermentescences et putrescences traduites par un cercle de teinte rouille brunâtre s'étendant sur tout le tube digestif.

J'interroge la jeune fille sur son mode nutritionnel :

Matin

Muesli.

Midi

Fruits *ou* basconnaise (assortiment de diverses crudités) + légumes verts *ou* escalope de blé *ou* sarrasin *ou* millet + œufs *ou* fromage + parfois flan aux algues *ou* tarte aux fruits cuits + eau citronnée.

17 h

Pain + miel + eau citronnée.

Soir

Fruits + céréales *ou* pommes de terre + fromage + flan *ou* tarte aux fruits + eau citronnée.

Au coucher : une infusion sucrée au miel.

conseils diététiques

1. Suppression des causes de l'indigestion chronique responsable de l'acné, à savoir :

- le muesli,
- le miel,
- le goûter hyperglucidique et remplacement par :

fruit + fromage blanc *ou* yaourt non sucré *ou* œuf coque,
- l'eau citronnée à table aux repas comprenant des farineux, des féculents ou du sucre (l'eau citronnée, acidifiant le milieu buccal et stomacal, inactive totalement la ptyaline salivaire permettant la digestion des amidons),
- les fruits aux repas ; ils seront consommés exclusivement à 17 h.

2. Adoption de l'alimentation multi-individualisée n° 4.

résultats

L'acné disparut en quatre mois.

furonculose récidivante

Arnaud B., 11 ans, Roanne.

Les parents accompagnent leur fils qui, depuis l'âge de cinq ans, est atteint d'une furonculose tenace, apparemment incurable.

Les médecins ont pensé à un prédiabète, mais toutes les analyses sont normales.

L'enfant a reçu, depuis l'âge de cinq ans, une quantité extrêmement importante d'antibiotiques qui atténuent ou font disparaître la furonculose à chaque prise, mais cela momentanément et sur un laps de temps de plus en plus court actuellement.

Lorsque les parents viennent me consulter, ils m'exposent que leur enfant ne demeure pas plus de quinze jours sans une apparition de furonculose.

Ils déclarent vouloir cesser le cycle infernal des antibiotiques.

Je procède à l'examen irien et note un anneau cutané très évident ainsi qu'un cercle rouille issu du tube digestif et envahissant la presque totalité de l'iris, ce qui traduit les fermentations et putréfactions digestives abondantes.

J'interroge les parents sur le mode nutritionnel de l'enfant :

Matin
Café au lait + pain beurré + confiture *ou* miel.

Midi
Charcuterie *ou* crudités variées dont tomates + viande en sauce + fromage *ou* pâtisserie + eau et sirop.

17 h
Pain + beurre + confiture + fruit.

Soir
Crudités *ou* salade verte *ou* potage + jambon *ou* omelette *ou* charcuterie + fromage + fruit + eau de table et sirop.

conseils diététiques

1. Suppression des causes de l'indigestion chronique, point de départ des affections cutanées, à savoir :
   - les sirops,
   - le café au lait,
   - le miel et la confiture,
   - les charcuteries,
   - le goûter hyperglucidique,
   - les fruits aux repas ; ils seront consommés exclusivement au goûter.
2. Adoption de l'alimentation multi-individualisée n° 2.
3. Avant les repas de midi et du soir, dans eau tiède, prise de :
   1 cuil. à café de BARDANE.

résultats

L'enfant avait sept furoncles en évolution au moment où je l'ai vu ; en dix jours les furoncles furent totalement résorbés.

Nous avons conseillé une cure préventive, huit jours par mois, de BARDANE (suspension intégrale de plante fraîche, laboratoires Vaillant).

Six mois plus tard, l'enfant n'a pas fait le moindre petit furoncle ; il a grandi, forci et gagné une santé que certains qualifient d'extraordinaire par rapport à la situation antérieure.

énorme anthrax à la fesse chez un adolescent sportif

Patrice B., 18 ans, Paris.

L'adolescent fait de la compétition cycliste et s'étant entraîné intensivement durant une semaine avant la course, il se trouve atteint d'un énorme anthrax situé sur la fesse ; celle-ci est gonflée, la température est de 39°5.

Je n'ai qu'un seul mot : « Antibiotiques, voyez un médecin immédiatement. »

« Pas question, objectent les parents, nous avons failli perdre notre fille à la suite d'un traitement aux antibiotiques. »

J'insiste sur l'urgence du cas qui nécessite les antibiotiques, sans autre possibilité de traitement.

« Nous soignerons alors notre enfant nous-mêmes », réplique le père, très décidé.

Après avoir insisté de nouveau sur la nécessité d'employer les antibiotiques dans ce cas d'anthrax, les parents refusent cette solution, me citant encore l'exemple de leur fillette dont la vie fut en péril à la suite d'un traitement aux antibiotiques.

« Mais il s'agit présentement d'un cas d'exception ; seuls les antibiotiques sont en mesure de traiter un mal aussi avancé ! exposai-je aux parents.

— Nous comprenons, monsieur Masson ; vous avez peur des responsabilités. »

Piqué au vif, je demande alors aux parents de s'asseoir.

Je réfléchis : les parents s'obstinant à refuser les antibiotiques malgré l'urgence de la situation, qu'allait-il en résulter pour la vie de cet adolescent ?

J'optai de prescrire un traitement susceptible de soigner cette grave affection, estimant que cette solution était supérieure en efficacité à celle de l'inactivité des parents.

J'indiquai donc aux parents de retourner à leur domicile le plus rapidement possible pour mettre leur fils au repos, allongé.

- procéder toutes les 2 heures à de petits lavements intestinaux avec de l'eau huileuse ;
- une diète au potage de légumes s'étalant sur 24 ou 48 heures ;
- dans un verre d'eau chaude, toutes les heures :

  1 cuil. à soupe de BARDANE S.I.P.F. (laboratoires Vaillant)
  +
  35 gouttes de GOUTTES AUX ESSENCES buvables ;
- application continuelle, répétée toutes les 2 heures :

  cataplasmes épais de fromage blanc non égoutté auquel sera mélangée 1 cuil. à soupe d'ECHINACEA ANGUSTIFOLIA T.M.

Les parents doivent me téléphoner toutes les 6 heures pour m'informer de l'état de leur fils.

résultats

24 heures après, la fièvre était totalement tombée.

Huit jours plus tard, l'adolescent était complètement guéri.

mycose

Nous n'avons pas eu fréquemment l'occasion de traiter des mycoses. Toutefois, il faut citer ce cas très frappant.

Viviane D., 18 ans, Le Mans (72).

Cette jeune fille de caractère très timide vient me consulter accompagnée de ses parents ; outre sa mycose, elle présente un poids excessif : 80 kg pour une taille de 1,71 m.

L'adolescente n'a présenté jamais de maladie jusqu'à maintenant, la mycose et l'obésité constituant ses premières affections. L'une comme l'autre l'atteignent très profondément sur le plan psychologique, ce qui est compréhensible.

Je procède à l'examen irien, notant une dilatation du tube digestif, des signes inflammatoires au niveau du foie ainsi qu'un relâchement de la trame irienne au niveau du côlon et du pancréas.

La jeune fille m'expose son mode nutritionnel :

Matin
Café au lait + pain + rillettes.

Midi
Crudités variées + pommes de terre *ou* pâtes + viande *ou* poisson *ou* œufs + 1 fruit + eau et vin.

17 h
Pain + rillettes + eau et vin.

Soir
Potage + salade verte + omelette *ou* jambon + fromage + 1 fruit + eau et vin.

conseils diététiques

1. Supprimer le goûter hyperglucidique et hyperlipidique.
2. Limiter la consommation de rillettes qui figureront uniquement au déjeuner.
3. Supprimer le café au lait et le remplacer par une chicorée teintée de lait.
4. Supprimer le vin.
5. Supprimer les fruits aux repas.
6. Adopter l'alimentation multi-individualisée n° 10, avec pourtant aménagements dans cette alimentation qui consistent à introduire les rillettes au repas de midi avec les crudités.
7. 15 mn avant les trois repas, prendre :

   1 cuil. à soupe PIANTO DORE (bouillon de plantes alimentaires riches en méthionine et magnésium).
8. Eviter le port de vêtements et sous-vêtements en matières synthétiques.
9. Eviter l'usage du savon. Utiliser simplement l'eau tiède du bain à laquelle sera mélangé :

   1 verre de vinaigre de cidre (pour acidifier la peau).

résultats

En huit mois, nous avons eu la chance de pouvoir guérir cette jeune fille d'une mycose extrêmement grave, puisque sur son thorax il était difficile d'observer un fragment de peau saine. En outre, une perte de poids de cinq kilos n'était pas pour déplaire à l'adolescente.

les maladies cardio-vasculaires

tachycardie grave

Patricia L., 17 ans, Paris.

L'adolescente est atteinte de crises de tachycardie durant lesquelles le pouls fait des pointes de 130, 140 battements à la minute.

Pour les spécialistes, cardiologues et endocrinologues parisiens consultés, cette tachycardie possède une origine thyroïdienne ; la thérapeutique indiquée est un antithyroïdien de synthèse, et en cas d'échec, une ablation partielle de la thyroïde dans trois ou quatre ans.

A l'examen irien, je note un tube digestif particulièrement dilaté avec de nombreuses flatulences, sans relever de signes nerveux spécifiques.

J'interroge la jeune fille sur son mode nutritionnel :

Matin

Café au lait + pain beurré + confiture *ou* miel.

Midi

Fruits *ou* tomates *ou* crudités variées + légumes *ou* pommes de terre *ou* pâtes *ou* riz + viande *ou* poisson *ou* œufs + fromage + tarte maison *ou* flan aux algues + jus de fruits fraîchement pressés + infusion sucrée au miel.

Goûter

Une tranche de pain d'épice + un jus de fruits.

Soir

Fruits ou salade verte + légumes et pommes de terre + jambon à l'os *ou* omelette *ou* poisson + fromage *ou* flan aux algues + jus de fruits fraîchement pressés + infusion sucrée au miel.

J'informe l'adolescente que son alimentation pourrait être à l'origine de sa tachycardie, ce à quoi il m'est répondu : « Cela m'étonnerait, monsieur Masson, mon alimentation est strictement biologique. »

J'explique alors à la jeune fille que l'alimentation peut être parfaitement biologique mais, du fait d'associations incorrectes entre certains aliments et/ou une surcharge alimentaire globale, les aliments même sains peuvent être indigestes et responsables de ses troubles.

A ce propos, j'interroge la jeune fille sur d'éventuelles flatulences.

« Oui, me répond-elle, je me sens très gonflée quelques instants avant mes crises de tachycardie. »

Mes suppositions se trouvent ainsi confirmées ; la tachycardie possède effectivement une origine digestive.

conseils diététiques

Je précise à l'adolescente qu'aucun traitement ne lui sera prescrit et qu'elle devra suivre l'alimentation suivante :

1. Supprimer les causes de l'indigestion chronique, à savoir :

   • le goûter hyperglucidique extrêmement indigeste que constitue le pain d'épice associé au jus d'orange. En effet, le pain d'épice, mélange de miel et de farine est déjà impossible à digérer. Si de plus lui est associé un jus d'orange ou d'autres fruits, le tube digestif est dans l'incapacité de le digérer correctement ; c'est une impossibilité physiologique au point de vue digestif ;

   • les fruits et tomates consommés aux repas (nous avons déjà expliqué précédemment que les fruits pris aux repas restent plusieurs heures dans l'estomac, fermentent et entraînent la fermentation-putréfaction du bol alimentaire). Les fruits, dont les tomates et les melons, seront consommés à 17 h avec du fromage blanc *ou* un yaourt non sucré ;

   • les jus de fruits aux repas qui seront remplacés par de l'eau de Volvic *ou* Mont-Rocous *ou* Katell-Roc ;

   • le café au lait, auquel on préférera une chicorée teintée de lait ;

- le miel ; si on désire les sucrer, les infusions le seront avec du sucre de canne roux, mais il est préférable de les absorber sans sucre.

2. Eviter en général la confiture.
3. Adopter l'alimentation multi-individualisée n° 3.

résultats

Je n'ai pas attendu deux semaines pour recevoir des nouvelles ainsi que le délai avait été convenu. C'est quatre jours après la consultation que la jeune fille me téléphone. Elle est surprise avec satisfaction que ses crises de tachycardie aient disparu.

J'ai eu l'occasion d'avoir de ses nouvelles dix ans après et, pour illustrer son état de santé parfait, « elle ne sait pas qu'elle a un cœur dans la poitrine ».

palpitations violentes avec sensation d'ivresse une heure et demie après les repas

Guylène R., 14 ans, Lille (59).

Les parents qui accompagnent Guylène m'expliquent que leur fille est prise de sensations bizarres, « comme si elle avait bu » et que simultanément le cœur se met à battre si violemment qu'il semble « vouloir sortir de la poitrine », ce phénomène se produisant dans un délai d'une heure trente après les repas.

Les parents ne parviennent pas à comprendre l'origine de ce trouble, car les examens cardiologiques et l'électrocardiogramme sont parfaitement normaux.

L'adolescente se plaint en outre de douleurs abdominales;

une sensation de ballonnement important dure presque toute la journée.

A l'examen irien, je note de nombreuses flatulences ainsi que plusieurs petites lacunes sur le pancréas.

J'interroge l'adolescente sur son alimentation :

Matin
1 grand verre de jus d'orange + bouillie de flocons de céréales préparée au lait cuit.

Midi
Crudités variées *ou* charcuterie + légumes *ou* pommes de terre *ou* pâtes *ou* riz + viande *ou* poisson préparé en sauce + fromage *ou* flan maison + sirop et limonade.

17 h
1 grand verre de jus de fruits + bouillie de flocons de céréales préparée au lait cru.

Soir
Salade verte *ou* charcuterie *ou* potage + omelette *ou* jambon + fromage + fruit + sirop et limonade.

J'explique aux parents que la sensation d'ivresse éprouvée par l'enfant est due à l'intoxication alcoolique provoquée par les fermentations digestives ainsi qu'à une alimentation incorrecte. Les palpitations sont le fait du diaphragme qui est surélevé par les gaz, et provoque des troubles cardiaques par compression mécanique.

conseils diététiques

1. Suppression du jus de fruits précédant la bouillie de céréales du petit déjeuner.
   La bouillie de céréales pourra être maintenue à ce repas mais jamais accompagnée d'un jus d'orange qui stoppe inévitablement la digestion en acidifiant le milieu buccal et stomacal.
2. Suppression du goûter hyperglucidique.
   De ce goûter on pourra conserver le jus d'orange ou un fruit associé à du fromage blanc *ou* un yaourt non sucré.

3. Suppression des fruits aux repas dont les tomates ; ils seront consommés au goûter exclusivement.
4. Suppression de la charcuterie, des sirops et limonades.
5. Suppression des potages.
6. Adoption de l'alimentation multi-individualisée n° 3 en conservant comme petit déjeuner une bouillie de flocons préparée au lait cru.
7. Au milieu du petit déjeuner, prise de :
   1 comprimé P.O.P.
8. Au milieu du repas de midi et du soir, prise de :
   4 comprimés GERMROLA.

résultats

Arrêt instantané des sensations d'ivresse et des palpitations violentes.

tachyarythmie nécessitant une surveillance régulière par électrocardiogramme

Olivier S., 15 ans, Nantes (44).

L'adolescent emploie continuellement un médicament de synthèse, régulateur du rythme cardiaque.

A l'examen irien, je note une collerette très marquée du sympathique poussant une incursion dans la région cardiaque, ainsi qu'une zone brunâtre traduisant certainement une intoxication dans la région cérébrale.

J'interroge les parents sur l'alimentation de l'enfant :

Matin
Pain + œufs au bacon + fromage + 2 grands verres de boisson à base de cola.

Midi
Crudités variées + légumes *ou* pommes de terre *ou* pâtes + viande *ou* poisson + fromage + plusieurs verres de boisson à base de cola.

Goûter
L'enfant n'a aucun appétit, prend quelquefois un café avec des camarades.

Soir
Salade verte + jambon *ou* omelette *ou* poisson cuit en papillote + légumes *ou* pommes de terre + fromage + 2 verres de boisson à base de cola.

Nous expliquons au jeune garçon que les troubles du rythme cardiaque éprouvés proviennent de l'empoisonnement par la caféine dû aux boissons à base de cola et au café qu'il consomme dans le courant de l'après-midi.

conseils diététiques

1. Suppression totale et absolue des boissons à base de cola et du café.
2. Au réveil et au coucher, momentanément :

   50 gouttes de CRATAEGUS OXYACANTHA Bourgeons D 1
   dans un verre d'eau tiède.
3. Avant les repas, momentanément :

   50 gouttes de PHASEOLUS VULGARIS T.M.
   dans un verre d'eau tiède.
4. Avec l'accord du cardiologue manifestant un très vif intérêt pour les médecines naturelles, diminution progressive (1/4 de dose en moins toutes les semaines) du régulateur de synthèse du rythme cardiaque.

résultats

Même après la cessation du régulateur de synthèse du rythme cardiaque, on ne note plus aucun symptôme de tachyarythmie ; l'électrocardiogramme pratiqué à ce moment-là se montre parfaitement normal.

Nous conseillons de continuer la diététique seulement.

troubles du rythme cardiaque d'origine thyroïdienne et digestive

Jean-François M., 13 ans, Paris.

L'adolescent est accompagné de ses parents qui me font état de ses palpitations, notamment vers 15 h chaque après-midi, de l'impression que son cœur se gonfle (bien entendu cette sensation est subjective).

Remarquant que le jeune garçon a les yeux assez saillants, que la base du cou est légèrement proéminente, j'informe les parents que Jean-François est marqué d'un déséquilibre thyroïdien, d'une légère hyperthyroïdie.

Le père me confie que lui-même a souffert de palpitations et d'hyperthyroïdie durant l'adolescence.

Le jeune garçon, de son côté, fait part de troubles digestifs, aigreurs, ballonnements, coliques.

A l'examen irien, j'observe une irritation gastrique, des flatulences, des anneaux de spasme et un orthosympathique très marqué.

J'interroge sur le mode nutritionnel de l'adolescent :

Matin

Muesli.

Midi
Fruits *ou* basconnaise + légumes et céréales + 1 œuf + fromage *ou* crème aux algues.

Goûter
Pain + purée de noisettes ou d'amandes + eau de Volvic.

Soir
Salade verte + escalope de blé *ou* millet *ou* pommes de terre + fromage quelquefois + crème aux algues *ou* flan citron *ou* tarte aux fruits cuits + eau de Volvic nature.

Je fais constater aux parents que l'alimentation est végétarienne. « Oui, et nous tenons à la garder », remarquent-ils.

conseils diététiques

J'expose aux parents qu'il est nécessaire d'introduire les réformes suivantes dans leur alimentation végétarienne, les troubles présentés par l'enfant ayant pour une large part une origine digestive.

1. Supprimer la « bombe à fermentescences » qu'est le muesli.
2. Supprimer les fruits consommés au début des repas; les fruits sont aussi nuisibles pour la digestion que lorsqu'ils sont consommés à la fin des repas.
3. Supprimer le goûter hyperglucidique et hyperlipidique.
4. Eviter en général la consommation d'escalopes de blé (excès de mélange et friture).
5. Suivre l'alimentation végétarienne multi-individualisée n° 6.
6. Ne pas oublier de faire apparaître systématiquement le *fromage* au repas du soir.
7. Supprimer les flans parfumés au citron; préférer les flans vanille, praliné, caramel.

résultats

Deux mois après, nous revoyons le jeune garçon qui n'est plus atteint du moindre malaise, ni cardiaque ni digestif.

endocardite et insuffisance mitrale plus tachyarythmie, séquelles de r.a.a.
(rhumatisme articulaire aigu)

Fabien M., 13 ans, Montbéliard (25).

Cet enfant est un véritable « infirme cardiaque »; il lui est impossible de courir quelques mètres, la simple marche dans une légère montée nécessite un arrêt tous les dix mètres.

Après de nombreux examens, les cardiologues consultés expliquent à la mère que, si l'on prend bien soin de l'enfant, il vivra peut-être jusqu'à dix-sept ans.

Descendant les escaliers du service de cardiologie de P., l'enfant remarque que sa mère est affreusement pâle, mais feint de ne s'apercevoir de rien pour ne pas éprouver davantage sa mère.

Revenu chez lui, le jeune garçon se sait perdu, confronté à l'inexorable. Une idée lui traverse alors l'esprit : « Et s'il y avait autre chose que la médecine officielle ?... »

D'emblée, il se met à dévorer avec frénésie des livres de phytothérapie (à l'époque cette discipline n'était pas encore nommée phytothérapie), que possédait sa grand-mère.

Le jeune garçon prend quotidiennement de la tisane de RACINE D'ASPERGE, modérateur doux du cœur.

Il lit tout ce qu'il peut se procurer sur la diététique et demande à sa mère de lui offrir des voyages en Suisse, à Lausanne, à Paris, à Lyon. Il cherche dans les vieilles librairies poussiéreuses où sont vendus pêle-mêle des ouvrages de sciences occultes et des ouvrages de médecines naturelles.

L'adolescent ne s'intéresse qu'aux livres traitant de médecines naturelles et en particulier ceux qui traitent de diététique.

Puis un jour, c'est une grande joie : le jeune garçon croit comprendre ce qui le rend malade; il croit comprendre pourquoi ses articulations enflent, sont chaudes, douloureuses, pourquoi il boite parfois pendant de longues périodes; il comprend pourquoi il souffre atrocement du cœur ; OUI, IL CROIT COMPRENDRE D'OÙ PROVIENT CETTE INFECTION.

N'absorbe-t-il pas en effet chaque jour près d'un demi-kilo de sucre entre les repas, un paquet de cacao entier qu'il consomme à la cuillère ?

C'est ce sucre et ce cacao consommés entre les repas, en quantité extraordinaire, qui stoppent sa digestion, entraînant ces fermentations-putréfactions à l'origine de l'infection qui touche ses articulations et son cœur.

L'adolescent comprend que les purines en quantité importante dues à l'ingestion excessive de cacao abîment ses reins, irritent son cœur ; que la théobromine absorbée à dose énorme est à l'origine de l'intoxication et de l'irritation des structures cardiaques.

Le jeune garçon continue l'emploi de tisane de RACINE D'ASPERGE, tout en supprimant radicalement le sucre et le cacao.

Quelques semaines plus tard, il se porte beaucoup mieux ; il ne souffre plus du cœur et ses articulations sont désenflées.

Un an plus tard, l'adolescent peut faire de longues marches, chahuter avec ses camarades.

Quelques années plus tard, sa vie est tout à fait normale.

Et trente-sept ans plus tard, parvenu à l'âge mûr, il peut courir deux à trois kilomètres à allure raisonnable. Certes, effectuer deux kilomètres au pas de course à l'âge de cinquante ans n'est pas un exploit en soi, mais pour une personne qui ne devait pas dépasser l'âge de dix-sept ans, et pour quelqu'un qui, à treize ans, ne pouvait pas même courir sur dix mètres, ces capacités sportives sont appréciables...

les maladies articulaires

rhumatisme articulaire aigu

Patrick L., 14 ans, Paris.

Les parents m'expliquent que leur enfant est sous cortisone et antibiotiques depuis plusieurs années ; ils voudraient cesser cette thérapie car Patrick a maintenant le « faciès lunaire » typique des enfants soumis à la cortisone.

Malheureusement, dès l'instant où l'on stoppe la cortisone et les antibiotiques, même momentanément, le rhumatisme articulaire aigu réapparaît rapidement.

A l'examen irien, on observe une lacune au niveau du foie et du rein droit. La collerette apparaît très filamenteuse et de teinte jaune citron, ce qui traduit une faible résistance aux infections et une disposition aux maladies rhumatismales.

J'interroge sur le mode nutritionnel de l'enfant :

Matin
Café au lait + pain beurré + miel *ou* confiture.

Midi
Crudités variées *ou* salade de tomates *ou* charcuterie + légumes *ou* pommes de terre *ou* pâtes + viande *ou* poisson + fromage *ou* pâtisserie du commerce + eau et sirop *ou* soda aux fruits.

Goûter
Pain + chocolat + soda aux fruits.

Soir
Salade de tomates *ou* charcuterie + légumes *ou* pommes de terre + omelette au lard *ou* œufs sur le plat *ou* jambon à l'os *ou* poisson + fromage *ou* fruits + eau et sirop *ou* soda aux fruits.

Nous expliquons aux parents que l'infection articulaire, le rhumatisme articulaire aigu (R.A.A.) touche fréquemment le cœur avant les articulations, puisque l'on déclare souvent que le rhumatisme articulaire aigu lèse les articulations et « mord » le cœur.

Mais, heureusement dans le cas de Patrick, la thérapie utilisée rapidement a évité l'atteinte cardiaque.

Nous exposons aux parents que cette infection prend son point de départ dans le tube digestif de l'enfant et qu'elle est produite par le ralentissement de la digestion augmentant les fermento-putrescences à la faveur desquelles bactéries ou virus au pouvoir pathogène latent voient leur virulence s'exacerber, ou encore certains saprophytes intestinaux (colibacilles ou entérocoques, etc.), mutent en espèces pathogènes. Grâce à la congestion, inflammation, érosion et infection de la muqueuse intestinale, ces micro-organismes devenus pathogènes passent dans l'organisme et vont le coloniser. En l'occurrence, cette colonisation se produit sur les articulations.

Or, ce ralentissement digestif, qui est à la base de l'affection, est provoqué par une alimentation incorrecte, c'est-à-dire très indigeste.

conseils diététiques

1. Il importe, par conséquent, de supprimer les causes de cette indigestion chronique responsable de la maladie, à savoir :
   - les sirops et les sodas,
   - le café au lait,
   - le goûter hyperglucidique et remplacement par :

   fruits dont possibilité de tomates, melons + fromage blanc *ou* yaourt non sucré *ou* œuf coque,
   - les charcuteries,
   - le miel et la confiture.
2. Les fruits seront consommés exclusivement au goûter.
3. Adoption de l'alimentation multi-individualisée n° 3.
4. *Traitement*
   - au milieu des trois repas :

1 comprimé P.O.P.
+
2 à 3 gélules de RADIX HARPAGOPHYTUM Nébulisat à 0,50 g/gélule

• 10 mn avant les trois repas :
20 gouttes GOUTTES AUX ESSENCES

• au coucher, toutes les 48 heures :
1 suppositoire SPECYTON Cartilage-Parathyroïde.

résultats

Après trois mois, la cortisone et les antibiotiques ont été cessés progressivement.

Actuellement, malgré la cessation totale du traitement classique, on ne note pas la moindre recrudescence du rhumatisme articulaire aigu.

nous conseillons :

de maintenir le traitement naturel palliatif durant six mois encore avec un arrêt d'une semaine par mois.

résultats après ces six mois

La santé de l'adolescent est magnifique ; il n'éprouve plus le moindre mal articulaire.

nous conseillons :

1. de suivre l'alimentation conseillée.
2. 1 jour sur 15 : diète au VELOUTÉ DE LÉGUMES et POMMES DE TERRE.
3. Au milieu des 3 repas, prise de :
   1 comprimé P.O.P.
   +
   3 comprimés GERMROLA.

résultats deux ans après

Nous avons connaissance des résultats par l'intermédiaire de la maman qui vient consulter pour elle-même ; l'enfant possède une excellente santé, n'a plus le moindre problème articulaire et, ajoute la maman, « ce qui est curieux, c'est que les rhumes fréquents de Patrick ont disparu conjointement au rhumatisme articulaire aigu... »

J'explique alors à la maman que ce phénomène est tout à fait logique, la cause des rhumes tout comme le R.A.A. prenant son origine dans le tube digestif.

Comme, ce qui est le cas de l'enfant, nous évitons les causes fondamentales de l'indigestion, il est normal que le jeune Patrick ignore désormais les rhumes même les plus bénins.

hyperlaxité ligamentaire

Joëlle D., 15 ans, Besançon (25).

Les parents accompagnant leur enfant m'exposent que celle-ci n'est pas vraiment malade ; elle a une bonne santé générale, mais sa nature sportive l'oriente vers une pratique intense de la gymnastique qu'elle est obligée de cesser car, tous les huit-dix jours, elle doit consulter soit pour une malposition vertébrale, soit pour une entorse pouvant toucher toute articulation.

Entorses et malpositions vertébrales sont, bien sûr, provoquées par des mouvements gymnastes.

A l'examen irien, on observe un signe important au niveau du foie et un aspect légèrement délavé de la trame irienne.

J'interroge sur l'alimentation de l'enfant :

Matin
2 à 3 fruits + 1 bol de lait.

Midi
Crudités variées + légumes et pommes de terre + viande *ou* poisson + fromage *ou* pâtisserie maison + 2 à 3 fruits + eau nature.

Goûter
1 bol de lait + fruits.

Soir
Salade verte + viande *ou* poisson *ou* œufs + légumes *ou* pommes de terre + fromage + fruits + eau nature.

Nous expliquons aux parents que l'hyperlaxité ligamentaire de l'enfant est due :

— à la constitution de l'enfant, constitution fluorique pour les homéopathes, se traduisant par une certaine hyperlaxité ligamentaire naturelle, une légère asymétrie du visage et un réseau veineux assez visible au niveau des jambes.

— à son alimentation extrêmement riche en fruits, responsable en partie de cette hyperlaxité ligamentaire. En effet, lorsque les acides citrique, malique, tartrique, sorbique, quinique des fruits sont pris en quantité trop importante, l'organisme ne peut comburer tous ces acides en gaz carbonique et en eau.
Une des nuisances provoquée par ces acides non comburés est, entre autres, la déminéralisation, traduite d'ailleurs par l'aspect délavé de l'iris et l'hyperlaxité ligamentaire.

conseils diététiques

1. Suppression de l'empoisonnement acide par la réduction drastique des fruits ; l'enfant ne consommera plus de fruits au petit déjeuner ainsi qu'aux repas de midi et du soir.

2. Composition du goûter : la même que dans l'alimentation initiale, c'est-à-dire :

   fruits + un bol de lait
   Une seule prise de fruits par jour est nettement suffisante.

3. Adoption de l'alimentation multi-individualisée n° 3 avec toutefois une modification concernant le petit déjeuner : le

maintien de la consommation de lait. L'enfant est habituée à cet aliment et l'aime particulièrement.

4. Au milieu des trois repas, en alternant une semaine l'un, une semaine l'autre, prise de :

   1 comprimé de P.O.P.
   2 cuil. à café de MINEROLA.

5. Au milieu du repas de midi, chaque jour, prise de :

   1 capsule d'HUILE DE FOIE DE POISSON (VIDEAROLA).

6. Deux à trois fois par semaine :

   bains aux ALG-ESSENCES.

résultats

En six mois, nous avons le plaisir de constater que les entorses et les malpositions vertébrales deviennent de plus en plus rares ; l'adolescente peut désormais pratiquer la gymnastique au rythme qui lui plaît.

Elle n'est pas totalement à l'abri de ces ennuis ligamentaires mais ces derniers sont devenus extrêmement rares.

N.B.

Nous attirons le fait que chez tout enfant atteint d'hyperlaxité ligamentaire importante, il existe très souvent :

A. une déminéralisation sous-jacente,
B. une déficience hépatique,
C. l'intoxication fruitarienne par excès de consommation de fruits.

Il sera indispensable de modifier ces trois paramètres si l'on veut réduire véritablement cette hyperlaxité ligamentaire.

douleurs osseuses d'origine indéterminée

Catherine F., 12 ans, Paris.

L'enfant accompagnée par ses parents apparaît malingre, maladive.

La petite Catherine se plaint d'avoir mal dans les os, principalement dans les jambes, ces douleurs étant aggravées par la station debout et le mouvement.

Différents spécialistes ont été consultés sans que l'on puisse vraiment rattacher ces douleurs à une maladie ou un syndrome quelconque, la cause étant selon eux totalement inconnue.

Des guérisseurs ont également été consultés, attribuant ces douleurs à une parasitose ; toutefois, les traitements de la parasitose hypothétique sont demeurés sans effet.

A l'examen irien, on note que le côlon apparaît comme le siège de fermentations et putréfactions importantes, mais ce qui frappe le plus c'est l'aspect délavé de l'iris, une trame irienne très lâche signant une grande fatigue et la déminéralisation.

J'interroge sur l'alimentation de l'enfant :

Matin
Cacao composite au lait + pain beurré + chocolat.

Matinée
La fillette consomme quelques barres de chocolat à la récréation scolaire.

Midi
L'enfant a peu d'appétit mais on lui sert :
Crudités *ou* charcuterie + légumes *ou* pommes de terre *ou* pâtes + viande *ou* poisson + fromage *ou* chocolat (que l'enfant préfère souvent au fromage) + eau du robinet.

Goûter
Pain beurré + chocolat + eau du robinet.

Soir

Potage + purée de légumes et pommes de terre + poisson *ou* jambon à l'os *ou* œufs + chocolat + eau du robinet.

J'explique aux parents que leur enfant est véritablement intoxiquée par le saccharose, ce qui produit des fermentations et putréfactions intestinales excessives, conduisant à un véritable empoisonnement organique général, et du système osseux en particulier.

Mais ce sont surtout les composés puriques, et la théobromine essentiellement, absorbée en quantité massive, qui sont responsables des douleurs articulaires dites d'origine inconnue, et dont souffre l'enfant.

Les parents veulent bien admettre mon explication, mais l'enfant exerce sur eux un véritable chantage nutritionnel à propos du chocolat ; en effet, si on lui refuse le chocolat du dessert, elle ne consommera rien aux repas.

conseils diététiques

1. Le chocolat ne sera pas supprimé ; il constituera le dessert du repas de midi exclusivement.

2. Le matin, on choisira, en place du cacao composite, un cacao nature (constitué uniquement de sucre et cacao).

3. Suppression du goûter hyperglucidique et remplacement par :

   fruits + fromage blanc *ou* yaourt non sucré *ou* œuf coque.

4. Suppression de l'eau du robinet et remplacement par l'eau de Volvic *ou* Mont-Rocous *ou* Katell-Roc.

5. Suppression de la charcuterie et remplacement par des crudités légumes.

6. On préférera au potage du repas du soir une salade verte ou des crudités légumes.

7. On conseillera l'alimentation multi-individualisée n° 3.

8. Au milieu des trois repas, prise de :
   1 comprimé P.O.P.
   +
   1/2 cuil. à café de MINEROLA
   +
   1 gelule VIDEAROLA.
9. Bains aux ALG-ESSENCES trois fois par semaine.

résultats

Après deux mois j'ai l'occasion de savoir, par l'intermédiaire de la maman, que les quinze premiers jours l'enfant éprouvait encore quelques petites douleurs, mais qu'aujourd'hui tout est radicalement terminé.

Je conseille de prendre les mêmes compléments alimentaires 10 jours sur 30 et de continuer les bains aux ALG-ESSENCES deux fois par semaine.

résultats

Nous n'avons pas revu cette enfant, mais nous avons eu des nouvelles par des voisins venus me consulter. Huit mois après, l'enfant n'a pas éprouvé la moindre douleur osseuse.

les maladies génito-urinaires

cystite-colibacillose
avec pus dans les urines

Frédérique S., 8 ans, Limoges (87).

L'enfant est en permanence sous antibiotiques depuis l'âge de deux ans ; si ce traitement est arrêté seulement une semaine, le pus réapparaît d'une manière abondante dans les urines.

L'enfant souffre atrocement de brûlures en urinant.

Pour les urologues, spécialistes des voies urinaires, il existe une seule solution : antibiotiques en permanence.

Nous expliquons aux parents que l'infection des voies urinaires prend toujours son origine dans le tube digestif sous l'influence d'une alimentation incorrecte : la digestion se ralentit avec augmentation des fermento-putrescences grâce à laquelle s'exalte la virulence de certaines bactéries ou virus au pouvoir pathogène latent, et, en raison de l'inflammation-congestion-infection de la muqueuse, les micro-organismes peuvent passer dans le sang où ils vont coloniser certains organes, en l'occurrence les voies urinaires.

Mais, dans d'autres cas, il peut s'agir des voies génitales, des articulations ou de l'endocarde.

Je procède à l'examen irien et note des fermentations et putréfactions massives au niveau du tube digestif ainsi que des signes inflammatoires très prononcés au niveau des reins et de la vessie.

J'interroge les parents sur le mode nutritionnel de l'enfant :

Matin

Café au lait + pain beurré + miel *ou* confiture.

Midi

Crudités dont parfois tomates + légumes *ou* pommes de terre *ou* pâtes + viande *ou* poisson + fromage + fruits + eau du robinet.

Goûter
Pain + beurre + miel *ou* confiture + 1 jus de fruits.

Soir
Salade verte ou potage + légumes et pommes de terre + poisson *ou* omelette + fromage + 1 fruit + eau du robinet.

conseils diététiques

1. Suppression des causes de l'indigestion chronique responsable de l'infection des voies urinaires, à savoir :
   - le miel et la confiture,
   - le goûter hyperglucidique et remplacement par :

   fruit + fromage blanc *ou* yaourt non sucré *ou* œuf coque,
   - les fruits et tomates aux repas (ils seront consommés exclusivement à 17 h),
   - le café au lait et remplacement par une chicorée teintée de lait.
2. Adoption de l'alimentation multi-individualisée n° 2.
3. Au milieu du petit déjeuner, prise de :

   1 comprimé P.O.P.
4. Au milieu du déjeuner et dîner, prise de :

   4 comprimés GERMROLA.

résultats

Les urines deviennent pures bactériologiquement en huit jours exactement.

Sans aucun antibiotique depuis deux ans, les résultats restent parfaits ; la guérison est totale et absolue.

cystite et colibacillose urinaire

Nathalie P., 11 ans, Paris.

Les analyses révèlent la présence en quantité importante de colibacilles dans les urines.

L'enfant se plaint d'intenses brûlures en urinant.

Les antibiotiques et les sulfamides n'ont donné que des résultats passagers.

Une certaine amélioration est obtenue depuis six mois avec un traitement homéopathique utilisant en alternance :

CANTHARIS 5 CH • FORMICA RUFA 5 CH • THEREBENTINA 5 CH.

Je procède à l'examen irien et note le cercle stomacal très visible, des fermento-putrescences multiples dans l'intestin grêle et le côlon ainsi qu'une lacune au niveau du foie.

J'interroge les parents sur le mode nutritionnel de l'enfant :

Matin

Un verre de jus de fruits + cacao composite au lait + pain beurré + confiture *ou* mélasse.

Midi

Crudités *ou* charcuterie + légumes *ou* pommes de terre *ou* pâtes *ou* légumes en conserve + viande *ou* poisson + fromage *ou* pâtisserie maison + eau et sirop.

17 h

Pain + chocolat + 1 jus de fruits.

Soir

Potage *ou* charcuterie *ou* salade verte + pommes de terre + omelette *ou* fromage + pâtisserie maison + eau et sirop.

conseils diététiques

1. Suppression des causes de l'indigestion chronique responsable de l'infection des voies urinaires, à savoir :
   - la mélasse,
   - la confiture,
   - les sirops,
   - les jus de fruits consommés aux repas comprenant farineux ou féculents,
   - les charcuteries,
   - les potages,
   - le goûter hyperglucidique et remplacement par :

   fruit + fromage blanc *ou* yaourt non sucré *ou* œuf coque.
2. Adoption de l'alimentation multi-individualisée n° 2.

résultats

Je revois l'enfant deux mois après ; elle est très améliorée mais pas encore guérie.

Je reprends l'interrogatoire alimentaire, remarquant qu'à l'insu des parents l'enfant boit du sirop.

Je conseille alors aux parents de se débarrasser totalement des bouteilles de sirop et de ne plus en faire entrer dans la maison.

Je demande aux parents de me tenir au courant de l'état de l'enfant ; ils me téléphonent trois semaines plus tard pour m'informer que leur fillette est totalement guérie.

leucorrhée
(écoulement vaginal)

Sylvie R., 9 ans, Paris.

L'enfant était atteinte d'otite à répétition que l'on a réussi à guérir « médicalement » et depuis, curieusement, la fillette est atteinte d'une leucorrhée qu'aucun traitement ne parvient à faire disparaître.

Les pertes abondantes et fétides inquiètent beaucoup les parents.

Nous leur expliquons que lorsqu'une maladie est « guérie » sans supprimer la cause — ici, les otites guéries sans suppression des causes de l'otite, c'est-à-dire l'indigestion chronique —, ce phénomène entraîne un transfert morbide, c'est-à-dire que la maladie se trouve transposée à un autre point de l'organisme.

Pour la médecine classique, ces faits n'ont aucun rapport, alors que pour le praticien en thérapies naturelles, le rapport est étroit.

C'est d'ailleurs pour cela qu'actuellement la médecine classique guérit de plus en plus de maladies mais qu'il n'y a jamais eu autant de malades.

Il s'agit malheureusement très souvent de TRANSFERTS MORBIDES ; on guérit une maladie, mais quelques semaines ou mois après en apparaît une nouvelle, et l'état de « patraquerie » s'aggrave.

A l'examen irien, on note un tube digestif et un foie très marqués.

J'interroge les parents sur le mode nutritionnel de l'enfant :

Matin
Cacao au lait + fromage blanc + miel.

Midi
Crudités dont tomates + pommes de terre *ou* pâtes + viande *ou* poisson + fromage *ou* pâtisserie maison + 1 fruit + boisson à base de cola.

17 h
Pain + chocolat + boisson à base de cola.

Soir
Potage *ou* crudités *ou* salade verte + légumes et pommes de terre + jambon *ou* charcuterie *ou* œuf + fromage + 1 fruit + boisson à base de cola.

conseils diététiques

1. Suppression des causes de l'indigestion chronique à savoir :
   - le miel,
   - le fromage blanc consommé avec du miel,
   - la charcuterie,
   - le goûter hyperglucidique et remplacement par :

     fruit + fromage blanc *ou* yaourt non sucré *ou* œuf coque,
   - les potages,
   - les boissons à base de cola et remplacement par l'eau de Volvic *ou* Mont-Roucous *ou* Katell-Roc.

   Les boissons à base de cola présentent des inconvénients, d'une part, parce qu'elles apportent de la caféine, d'autre part, parce qu'elles acidifient prématurément le milieu buccal et stomacal et entraînent la fermentation du bol alimentaire.
2. Adoption de l'alimentation multi-individualisée n° 3.
3. Au milieu du petit déjeuner, prise de :

   1 comprimé P.O.P.
4. Au milieu du déjeuner et dîner, prise de :

   3 comprimés GERMROLA.

résultats

Nous revoyons l'enfant deux mois après; elle est totalement guérie. Nous conseillons de poursuivre l'alimentation multi-individualisée, GERMROLA, P.O.P.

endométrite et leucorrhée
d'origine tabagique

Marie-Laure B., 17 ans, Saint-Brieuc (22).

Le gynécologue diagnostique endométrite et leucorrhée chez l'adolescente ; le traitement indiqué n'a donné que des résultats très passagers.

A l'examen irien, on note des signes inflammatoires importants au niveau des poumons et de l'utérus.

J'interroge la jeune fille sur son mode nutritionnel :

Matin
Cacao diététique non composé préparé à l'eau de Volvic + pain semi-complet beurré.

Midi
Crudités variées + légumes *ou* pommes de terre + viande *ou* poisson + fromage *ou* dessert (crème caramel *ou* tarte aux fruits *ou* semoule au lait) + eau de Volvic nature.

17 h
1 fruit.

Soir
Salade verte + légumes et pommes de terre + poisson *ou* œufs + fromage *ou* dessert (crème caramel *ou* tarte aux fruits) + eau de Volvic nature.

Je fais remarquer à la jeune fille qu'elle suit exactement l'alimentation que je conseille dans mes ouvrages. « Mais oui, monsieur Masson, j'ai lu vos livres. »

J'expose à la jeune fille l'absence de rapport entre cette nutrition correcte et l'endométrite, la leucorrhée dont elle est atteinte.

Je lui demande alors si certains rapports sexuels pourraient être à l'origine de cette affection, éventualité qu'infirme la jeune fille.

Aucune erreur alimentaire, aucune origine sexuelle dans ce cas d'endométrite et leucorrhée ; la cause n'est pas manifeste.

Tout à ma réflexion, je remarque l'extrémité des doigts de la jeune fille jaunis par la nicotine, comme on peut l'observer chez les fumeurs.

A ma question, l'adolescente me répond par l'affirmative : « Oui, je fume, mais pas plus d'un paquet par jour ; curieusement, c'est depuis mon usage du tabac que je suis atteinte de leucorrhée. »

La cause était mise en évidence ; j'informe la jeune fille que le fait de fumer est à l'origine de son affection, la force vitale intelligente expulsant au niveau de la muqueuse utérine et vaginale les poisons du tabac.

La jeune fille réfléchit un instant, puis me fait part de son observation sur son affection : écoulement de teinte brune, à odeur de tabac.

conseils diététiques

1. Continuer la même alimentation.
2. Diminuer progressivement l'usage du tabac, mais, corrélativement, augmenter l'exercice physique.
3. Prendre au milieu du petit déjeuner et du déjeuner :

   1 comprimé P.O.P.
   \+
   3 comprimés GERMROLA.

résultats

Je revois la jeune fille deux mois après ; sans antiseptiques, tout est rentré dans l'ordre en quelques semaines.

les maladies de carences

Dans nos sociétés industrialisées, l'enfant ne souffre plus comme autrefois de ces effroyables carences protéiques et vitaminiques.

Néanmoins, dans le but de se singulariser, certains chefs d'école, tous d'obédience naturiste ou naturopathique, ont cru bon d'inventer certains systèmes alimentaires.

Ces systèmes alimentaires présentent l'intérêt d'insister sur la non-dénaturation et le plus souvent sur la mesure alimentaire.

Malheureusement, dans le but de se distinguer entre eux, les chefs d'école ont cru bon de procéder à la suppression d'une ou plusieurs catégories d'aliments, ce qui entraîne chez l'enfant et chez l'adulte des maladies de carences extrêmement graves.

Ces maladies sont souvent considérées comme des crises de désintoxication, puisque le chef d'école a affirmé à l'adepte qu'après la crise de désintoxication pouvant durer plusieurs mois, voire plusieurs années, le poids initial serait retrouvé avec la même nourriture.

Et l'adepte poursuit sa crise de « désintoxication » parfois jusqu'à la mort.

Si le néophyte pratiquant le végétalisme ou la macrobiotique végétalienne ou le crudivorisme ou l'alimentation dissociée sheltonienne, s'inquiète d'un fléchissement de la vitalité et du poids, de la fonte musculaire, de l'anémie, de la déminéralisation, de l'impuissance, de l'hypotension après quelques mois de pratique du système alimentaire, l'état est assez remédiable.

Mais, nous l'avons dit, beaucoup d'adeptes suivent le système alimentaire durant des années, espérant toujours la reprise de poids succédant à la « cure de désintoxication ».

Et ces adeptes attendent jusqu'à la mort l'idéal promis.

Le plus pitoyable, le plus criminel devrais-je dire, dans le milieu des systèmes alimentaires, est représenté par les enfants soumis à une de ces méthodes nutritionnelles déséquilibrées par des parents obstinés, inconditionnels d'un dogme alimentaire.

Les désastres constatés peuvent être alors irrémédiables ; seulement sur le territoire français, il existe actuellement plusieurs centaines d'enfants agressés organiquement, physiologiquement, psychologiquement par les systèmes alimentaires.

Nous allons examiner quelques cas tirés de la pratique journalière dans les lignes qui suivent, tout en essayant de comprendre la raison de la nocivité de ces systèmes et en déduisant la conclusion qui s'impose.

Si le lecteur se montre particulièrement intéressé par ce sujet, nous le renvoyons à notre livre *Folie et sagesse des médecines naturelles* (Albin Michel), où la question des systèmes alimentaires est traitée en détail.

le végétalisme

Maryse D., 18 mois, Paris.

Les parents viennent me consulter pour leur enfant qui ne marche pas encore, dont le poids stagne et dont tout le corps est couvert d'un eczéma suintant.

Je demande aux parents de dévêtir le bébé ; c'est alors que je vois un petit être où la vie devait se maintenir à grand-peine.

Imaginez un petit enfant d'une extrême maigreur, à la peau diaphane au travers de laquelle saillent les os, comme s'il était dépourvu de viscères et de muscles : un petit squelette dans un sac de peau, et une peau très éprouvée puisqu'elle suinte sur toute sa surface...

Je m'arrête là, car je ne peux décrire l'indescriptible...

Je m'adresse aux parents : « Mais comment nourrissez-vous cette enfant ?

— Uniquement avec des produits purs, monsieur Masson, me répond le père.

— Qu'entendez-vous par “ produits purs ” ? demandé-je aux parents.

— Des produits végétaux ! » répond le père sur un ton d'évidence.

En fait, en quoi consiste exactement l'alimentation du bébé ? C'est la question sur laquelle j'insiste.

« Nous la nourrissons de lait de soja, de lait de blé et de lait d'amandes. Absolument aucun produit impur, aucun produit animal... », déclare le père.

La consternation doit se lire sur mon visage ; je regarde ce pauvre bébé et c'est la gorge nouée que je fais constater aux parents :

« Ne voyez-vous donc pas que cette enfant fait une dénutrition complète par carence de protéines d'origine animale, ne réalisez-vous pas que si sa peau suinte ainsi, l'excès glucidique de son alimentation en est responsable ?... Etes-vous conscient que votre petite fille va mourir sous peu si vous continuez à carencer son alimentation ? Il faut absolument changer tout cela, lui donner au moins du fromage, du lait, des œufs, pas de viande si vous voulez, mais un minimum de sous-produits animaux !... »

Le père cesse alors de me regarder, se tourne vers son épouse, lui intimant de rhabiller l'enfant : « Viens, allons-nous-en, nous sommes tombés sur un fou ! »

Les parents ont, en effet, rhabillé ce pauvre petit être aux yeux excavés par la souffrance et la faim protéique, ne se retournant que sur le pas de la porte pour me lancer : « Monsieur Masson, je suis très introduit dans le monde des médecines naturelles... Je vous massacrerai... »

Je répondis au père de l'enfant : « Faites ce que vous voulez ; avec tout ce que j'ai écrit sur le caractère destructeur des systèmes alimentaires, je ne suis plus à un ennemi près... »

Relater cette consultation qui n'en est pas une équivaut presque à de la fiction, tant il faut l'avoir vécue pour y croire.

De quelle manière concevoir que, dans un monde d'abondance, on puisse supplicier un bébé jusqu'à le faire mourir de faim ?...

insuffisance pondérale très importante indigestion, haleine fétide

Lucien L., 7 mois, Saint-Jean-de-Braye (45).

ALIMENTATION SUIVIE

Matin
Jus d'orange *ou* jus de pomme *ou* poire + bouillie de blé *ou* bouillie d'orge à l'eau + purée d'amandes + sucre *ou* miel.

Midi
Fruits crus en purée + soupe de légumes contenant 1 cuil. à café de levure *ou* soupe de légumes avec pâtes + un biscuit écrasé dans de l'eau.

16 h
1 biscotte écrasée + 1 fruit.

Soir
Pétales de céréales + purée d'amandes et sucre.

conseils diététiques

1. Suppression des fruits consommés aux repas du petit déjeuner, déjeuner et dîner.
2. Utilisation large des œufs et fromages.

ALIMENTATION CONSEILLÉE

Matin
Bouillie de céréales + purée d'amandes.

Midi
Purée de légumes et pommes de terre + fromage à volonté *ou* un œuf.

16 h
Fruit + lait caillé.

Soir
Purée de légumes et pommes de terre + fromage à volonté.

résultats

Je revois l'enfant six mois après, alors âgé de 13 mois ; son poids est de 6,6 kg : l'enfant n'a pas gagné un seul gramme dans l'intervalle des six mois.

Etonné, j'interroge sur l'alimentation effective de l'enfant :

Matin
Bouillie de blé à l'eau + purée d'amandes et sucre.

Midi
Purée de légumes avec un peu d'huile ou un peu de beurre + levure + 1 cuil. à soupe de fromage blanc un jour sur deux.

16 h
Biscottes complètes + miel *ou* pain complet plus miel *ou* fromage blanc (1 cuil. à soupe) *ou* fruit + fromage blanc (1 cuil. à soupe).

Soir
Purée de légumes + biscuits.

conclusions

Extrême pauvreté de l'alimentation en protéines animales : absence d'œufs. Au repas de midi : fromage blanc en quantité minime et seulement tous les deux jours. A 16 h : fromage blanc en petite quantité et un jour sur deux.

Ce qui fait que l'enfant reste parfois 24 à 48 heures sans consommer de protéines animales, et reçoit cinq fois moins de protéines animales que recommandé ; les parents obnubilés par le végétalisme n'avaient pu se résoudre à suivre mes conseils.

ALIMENTATION CONSEILLÉE

Matin
Bouillie de blé + purée d'amandes.

Midi
Purée de légumes avec pommes de terre *ou* un peu de céréales + un œuf *ou* fromage à volonté + un peu de crudités légumes + un petit morceau de pain semi-complet.

16 h
Fruit + fromage blanc 20 à 30 % de matière grasse — à volonté mais non sucré.

Soir
Un peu de crudités légumes + purée de légumes + fromage pâte cuite à volonté + un peu de pain semi-complet + eau de Volvic nature si l'enfant a soif.

résultats

Je revois l'enfant deux mois plus tard : il pousse comme un champignon et a acquis une vitalité superbe. Cette seconde fois, les parents avaient réellement compris la nécessité des protéines animales.

Famille R., Chaigny (45).

Plusieurs enfants de cette famille suivent l'alimentation végétalienne (avec largement de céréales, oléagineux, levures) ; voici les symptômes éprouvés :

- maigreur,
- fatigue chronique,
- croissance stagnante.

Je conseille aux parents la réintégration de protéines de provenance animale dans l'alimentation des enfants.

résultats

Le poids, la vitalité et la résistance augmentent très vite. La rapide transformation étonne l'entourage, les amis et voisins.

Mme R. B., Pithiviers (45).

Je rencontre cette personne lors d'une conférence et lui demande de me faire un compte rendu de sa pratique végétalienne étalée sur neuf ans dont les trois premières années en végétalisme intégral.

Voici sa lettre :

Cher monsieur,

Je n'ai pas trouvé le double de la lettre que j'avais adressée au directeur de la revue végétalienne dont j'avais suivi les conseils, et qui contenait en somme les conclusions de cette expérience.

Mais mes souvenirs sont encore assez frais pour que je vous les résume.

Séduite dès l'âge de dix-sept ans par ce végétalisme intégral qui était soi-disant l'expression de la loi du Créateur pour les hommes et l'idéal à atteindre pour obtenir la santé physique nécessaire à l'ascension spirituelle, j'ai appliqué progressivement ce régime dès mon mariage à vingt et un ans pour arriver à un végétalisme complet les trois premières années (vingt-sept à trente ans).

Même si les parents se permettaient parfois une entorse au régime, je peux dire que j'étais très sévère pour les enfants à qui je voulais forger la meilleure santé possible.

Ma première fille a « bénéficié » dès les premiers mois, en plus du lait en poudre 1/3 écrémé (je n'avais pu l'allaiter), des bouillies de blé fraîchement moulu et lait d'amandes fraîchement mondées (je passais vingt minutes minimum pour faire la bouillie).

La sœur et le frère qui suivirent ont eu peut-être la farine en paquet (complète) et la purée d'amandes en pot, mais ils ont tous bénéficié de la levure, de l'huile d'olive, de la pincée de blé cru, des fruits secs et oléagineux, des crudités fraîchement râpées, etc.

Ils ont eu comme constante un appétit énorme et particulièrement la deuxième à qui j'avais supprimé complètement le lait à sept mois, qui hurlait quand elle était obligée d'attendre son repas quelques minutes.

Il faut dire que *de huit mois à vingt et un mois elle n'a pas pris de poids, ne réussissant pas à assimiler ces céréales qui lui causaient des éructations surtout après les repas du soir et au début de la nuit.*

Inutile de vous dire que le docteur à qui je n'avais rien dit, ne comprenait rien à cet arrêt de croissance d'une enfant qui par ailleurs n'était pas maladive.

Quant au troisième, bébé de 4 kg doué d'un fort appétit, il a souffert surtout aussi après la suppression du dernier biberon (vers un an) et a enfilé gloutonnement des assiettes de bouillie qui lui ont *fait un ventre énorme qui est à peine redevenu normal maintenant.*

Les doutes quant à l'efficacité de ce régime commençaient à m'assaillir, que je refoulais énergiquement.

Mon aînée fut envahie vers l'âge de quatre ans par des oxyures — impossible de s'en débarrasser —, *puis quand ses dents de six ans percèrent, elles étaient cariées* et tout le tissu de ses dents de mauvaise qualité.

Parallèlement, ma santé a commencé à m'inquiéter : outre une faim difficile à apaiser, les *lourdeurs de digestion dues à une importante consommation de pain complet* et trop d'oléagineux que mon foie supportait mal (mais quand on a faim, il faut bien manger !) *mes vertèbres se sont mises à se déplacer pour le moindre faux mouvement.*

D'abord, j'ai eu un an de répit après le premier déplacement, puis six mois (cela nécessitait un voyage à Paris pour consulter un ostéopathe qui remettait les choses en place).

Mon mari se plaignait par ailleurs d'*un moindre dynamisme.*

Je tombai un jour sur un ouvrage vendu au service librairie de cette revue : *Message du Graal* par Abd-Ru-Shin qui me parut d'une logique et d'une évidence surprenantes.

Quand j'abordai la lecture du tome II, le chapitre sur « L'alimentation carnée et l'alimentation végétalienne » ne fut pas sans aviver mon inquiétude ; il y avait dit ceci :

> « Ici la voie est certes la bonne mais on veut appliquer *aujourd'hui déjà* la méthode qui ne sera indiquée que dans plusieurs générations.
>
> Pour cette raison, ces principes sont aujourd'hui pour la plupart des hommes, tout aussi dangereux quant à l'effet final. *La transition indispensable fait défaut.*
>
> Le moment du début est certes propice. On ne doit cependant pas y sauter à pieds joints, mais au contraire y diriger l'humanité *lentement.* Des dizaines d'années n'y suffisent pas ! Telle qu'on la pratique aujourd'hui, cette réforme n'apporte en réalité qu'un affaiblissement, malgré un bien-être apparent du corps.

La transition est trop brusque et le corps ainsi affaibli ne retrouve jamais sa vigueur.

Alimentation végétalienne !...

C'est très bien si elle est appliquée temporairement et, à l'occasion, chez un malade, cela même durant des années.

C'est même nécessaire pour guérir certaines affections ou comme adjuvant et pour fortifier dans un certain sens, mais cela ne doit pas durer.

Si le corps doit conserver sa vigueur intégrale, il faut reprendre lentement la nourriture courante à laquelle les hommes d'aujourd'hui sont accoutumés...

Certes, les personnes bien portantes, elles aussi, ne peuvent que profiter de l'alimentation végétalienne appliquée pendant un certain temps.

Sans aucun doute, elles se sentiront à l'aise et ressentiront également l'élan libre de leur esprit.

Mais cet état est dû au *changement* qui, comme tout changement, rafraîchit et cela aussi sur le plan spirituel.

Pourtant, en maintenant définitivement et sans transition le régime exclusif, ces personnes ne s'aperçoivent pas en réalité qu'elles s'affaiblissent et deviennent beaucoup plus sensibles à maints égards.

Le calme et la pondération sont, dans la plupart des cas, non pas symptomatiques de force, mais de faiblesse d'une espèce tout à fait particulière.

Elle se manifeste agréablement et ne déprime point parce qu'elle ne provient pas d'une maladie. L'état de pondération est semblable à l'état de vieillesse qui, à part l'affaiblissement du corps, est encore saine... »

Et cela était justement ce que nous avions ressenti, cet allégement du début qui n'avait pas persisté, suivi d'une baisse sensible du tonus.

Malgré cela, je n'avouai pas encore mon erreur et j'entrepris de jeûner une journée par semaine avec purge, suivie d'une journée de fruits, cela pendant six mois. Et finalement pour me débarrasser définitivement de toutes les toxines qui devaient encore m'encombrer, je décidai d'aller faire une cure de jeûne dans une clinique.

Les cataplasmes de boue radioactive n'empêchèrent pas mes vertèbres de se déplacer une fois de plus pendant la cure et encore une fois sitôt après.

Et je m'entendis dire par le docteur qui dirigeait la cure que j'assimilais mal les protéines et vitamines D végétales (de même pour ma fille qui avait jeûné également).

Faut-il dire qu'en revenant à la vie normale, j'ai repris petit à petit un régime mixte légèrement carné et comprenant des sous-produits animaux en quantité modérée.

Faut-il vous décrire la joie de mes enfants la première fois qu'ils ont mangé un morceau de gruyère ? J'en ai encore des remords.

J'ajouterai que ma fille aînée n'a pas eu d'autres dents gâtées ; que *mes vertèbres ne se sont pas déplacées depuis six ans,* qu'*il n'y a plus de lourdeurs après le repas* et que *les enfants ont pris un dynamisme qu'ils n'avaient pas avant.*

Et que, *sur le plan psychique, bien qu'étant toujours attentive à nous nourrir d'une manière équilibrée et le plus sainement possible, je ne suis plus obsédée comme je l'étais par cette question au temps du végétalisme intégral.*

N.B.

Nous ne savons pas en quoi consiste la fonction d'Abd-Ru-Shin et toute question métaphysique mise à part, nous devons reconnaître partager totalement l'opinion de ce génial observateur.

Nous différons seulement sur l'expression :

« La voie est la bonne... », car l'homme ne s'est jamais passé, ne se passe pas et ne pourra jamais se passer de sous-produits animaux s'il veut conserver sa VITALITÉ.

pourquoi l'alimentation végétalienne est-elle si dangereuse ?

Il importe tout d'abord de définir l'alimentation végétalienne.
L'alimentation végétalienne exclut non seulement :

— la viande,
— le poisson,

mais également les sous-produits animaux :

— le lait,
— les fromages,

— les yaourts,
— les œufs.

En résumé :

Tous les aliments de provenance animale sont exclus de l'alimentation végétalienne.

Les adeptes de l'alimentation végétalienne se sustentent de :

— fruits,
— tubercules et légumes verts,
— céréales,
— oléagineux,
— levures.

Cette alimentation végétalienne est nuisible à l'être humain du fait de :

a) la surcharge glucido-lipidique,
b) la carence protéique grave,
c) la carence en vitamines D 3 et B 12.

Dans cette alimentation, la consommation de céréales et oléagineux se montre extrêmement importante ; elle entraîne avec le temps le ralentissement de la digestion et l'augmentation des fermento-putrescences génératrice de catarrhes divers ainsi que de dermatoses diverses.

Les enfants soumis à l'alimentation végétalienne sont fréquemment atteints par les rhumes, les bronchites, les rhinites et les otites, ainsi que par l'eczéma et le psoriasis.

Ces affections énumérées sont dues à l'augmentation des fermento-putrescences provoquées par la surcharge en farine et la surcharge en corps gras.

Que ces corps gras possèdent ou non une origine biologique, ne change rien.

En effet, toute surcharge alimentaire biologique ou non, est susceptible de provoquer ce ralentissement digestif, base de toutes les maladies symptomatiques.

Voir le chapitre : « Le mythe des protéines végétales », p. 281.

l'alimentation macrobiotique

Patrice B., 17 ans, Toulon (83).

Lorsque l'adolescent pénètre dans mon bureau, je remarque d'emblée son extrême maigreur.

Après s'être assis, le jeune garçon m'expose que ses dents se déchaussent et qu'il souffre d'un eczéma presque généralisé ; son poids est de 41 kg pour 1,77 m.

Bien qu'il ne consomme jamais d'alcool, l'haleine du jeune garçon a une odeur éthylique.

Je procède à l'examen irien ; une teinte rouille s'étend sur la presque totalité de la surface irienne.

J'interroge l'adolescent sur son mode nutritionnel.

Son alimentation est en fait très simple ; ce garçon fait trois repas de céréales par jour qu'il accompagne parfois de soja et systématiquement de deux cuillères à soupe de légumes crus assaisonnés de sauce orientale.

Chaque dimanche après-midi, il mange un demi-fruit.

Nous expliquons à l'adolescent que son haleine à odeur éthylique, sa pyorrhée et son eczéma proviennent d'un excès de farineux.

Ce sont les poisons nés des fermentations céréaliennes dans le tube digestif qui sont éliminés au niveau de la peau et des muqueuses.

Sur ce, l'adolescent m'interrompt d'un geste : « Mais, monsieur Masson, ces céréales sont biologiques... »

J'explique au jeune garçon qu'un abus de céréales, biologiques ou non, occasionne des fermentations acides et alcooliques, de même que sa fatigue et son extrême maigreur sont dues à la carence protéique de son alimentation.

A nouveau, le jeune garçon m'interrompt : « Et que faites-vous alors des protéines contenues dans les céréales ? »

J'informe l'adolescent que les protéines contenues dans les céréales sont toutes incomplètes ; elles sont incluses dans un contexte de fibres très difficilement extractibles pour l'être humain : le coefficient d'extraction des acides aminés végétaux est extrêmement faible chez l'être humain. D'autre part, il n'existe pas de protéines complètes dans les céréales.

Seules les protéines de provenance animale se révèlent adaptées à l'être humain : elles sont complètes et aisément extractibles.

De plus, l'observation prouve qu'il n'existe pas sur le globe terrestre d'espèce végétalienne.

J'engage donc le jeune garçon à réintroduire dans son alimentation des œufs, du fromage ainsi qu'un peu de viande et de poisson.

Mon explication et ma démonstration ne semblent pas correspondre aux idées du jeune garçon puisque, d'un ton animé, il me déclare : « Sachez, monsieur Masson, que je suis en crise de désintoxication ; ce qui explique mon eczéma et ma pyorrhée ; après cette crise de désintoxication, je retrouverai toute ma vitalité et tout mon poids et, cela va vous étonner, sans modifier ma nourriture actuelle ! »

Je lui confirme que ce credo a déjà tué des milliers de personnes. Mais, puisque l'adolescent veut persister dans son système alimentaire, je lui conseille un traitement naturel pour lequel il est venu me consulter.

Pourquoi l'alimentation macrobiotique est-elle si dangereuse ?

1. Dans le cas où il se produit une réduction globale de l'alimentation, peuvent s'ensuivre une désintoxication et une désintoxination.

Mais du fait que l'alimentation est à base de céréales, le pratiquant en alimentation macrobiotique ingère le plus souvent des quantités importantes de céréales.

Dans ce cas, apparaissent souvent des fermentations alcooliques et acides dans le tube digestif, un empoisonnement d'origine digestive se traduisant par des dermatoses telles que l'eczéma, l'acné, le psoriasis ou des catarrhes tels que des rhumes à répétition.

2. la carence phospho-calcique et D 3

La suppression des œufs, des fromages, des viandes, des poissons entraînant une carence en calcium, en phosphore, en vitamine D 3, d'où déminéralisation et décalcification.

3. la carence protéique

Comme dans le végétalisme, on relève une carence en protéines d'origine animale qui entraîne l'anémie, l'amaigrissement, la fonte musculaire, l'impuissance, la frigidité, l'aménorrhée par carence protéique et la dépression nerveuse.

Les critiques précédentes ne visent qu'une alimentation macrobiotique totalement végétalienne.

Notre optique est différente si l'alimentation macrobiotique était conçue pour nos latitudes de la façon suivante :

— céréales 50 %
— légumes cuits 10 %
— légumes crus 10 %
— légumineuses 15 %
— viande, poisson, œufs, fromages 15 %.

Avec ce type d'alimentation macrobiotique, biologique et équilibrée comportant 15 % de protéines de provenance animale associées aux céréales et légumineuses, on n'observe aucune carence nutritionnelle.

Encore faut-il que cette alimentation macrobiotique soit appliquée sur un délai suffisamment long pour corroborer cette estimation.

l'alimentation sheltonienne ou dissociée

Jean-Yves D., 13 ans, Lyon (69).

Cet adolescent est accompagné de ses parents qui m'informent que l'enfant n'a jamais été malade de sa vie mais que, depuis l'âge de onze ans et demi, il n'a pas pris de poids et souffre constamment de fatigue, de douleurs dans la colonne vertébrale.

A l'examen irien, je note une contraction-dilatation constante de la pupille ainsi qu'une prédominance de l'ortho-sympathique.

J'interroge sur l'alimentation de l'enfant :

Matin

Fruits frais.

Midi

Crudités variées + légumes cuits + viande *ou* poisson *ou* œufs *ou* oléagineux.

Soir

Crudités variées sans tomates + pommes de terre *ou* céréales avec un peu de beurre + eau de Volvic.

Face à cet exposé de l'alimentation de l'enfant, je souris car j'ai parfaitement compris l'origine de la stagnation de la croissance, de la fatigue et des douleurs vertébrales.

Je fais remarquer aux parents que l'alimentation décrite est celle prônée par Shelton, ce que confirment les parents : « Mais oui, monsieur, nous suivons l'alimentation sheltonienne depuis presque deux ans... »

J'explique alors aux parents que ce type d'alimentation est responsable de l'arrêt de sa croissance osseuse, de sa fatigue générale, de ses douleurs vertébrales.

« Pourtant, monsieur Masson, presque toute la littérature des médecines naturelles préconise de séparer les protéines des amidons et de consommer les fruits seuls..., commente la maman.

— Sans doute, mais si la consommation des fruits en repas exclusif est chose positive, le fait de séparer protéines et amidon aux repas est une erreur grave, entraînant :

- la non-assimilation des protéines,
- la fonte musculaire,
- l'anémie,
- la déminéralisation,
- l'hypotension,
- l'arrêt de croissance chez l'enfant.

— Mais comment cela est-ce possible ? interroge la maman.

— Deux hormones sont sécrétées durant la digestion : le glucagon et l'insuline. Lorsque vous mangez du poisson, de la viande, des œufs, du fromage sans les accompagner de glucides concentrés (pommes de terre, céréales, légumineuses, pain), ce que vous faites lors de l'alimentation dissociée, la sécrétion de glucagon l'emporte très largement sur la sécrétion d'insuline ; et, dans ce cas, le glucagon commande l'utilisation des acides aminés nés de la digestion des protéines à la formation d'un néoglucose. Cela signifie en termes clairs que les acides aminés en majeure partie sont transformés en glucose, d'où NON-APPORT PROTÉIQUE, fonte musculaire, anémie, déminéralisation, fatigue, arrêt de croissance.

« Si, par contre les protéines : viandes, poissons, œufs, fromages, oléagineux sont accompagnées de pâtes, riz, pommes de terre, céréales, légumineuses ou du pain, la sécrétion d'insuline l'emporte largement sur le glucagon.

« Dans ce cas, l'insuline qui est l'hormone du métabolisme des glucides mais également l'hormone de l'anabolisme protéique, commande l'utilisation des acides aminés nés de la digestion des protéines à la formation des tissus ou au remplacement des tissus usés ; en bref : à l'utilisation des acides aminés à l'anabolisme protéique.

« Les acides aminés nés de la digestion des aliments protéiques sont, de la sorte, parfaitement utilisés [1].

1. Voir Pr. TCHOBROUTSKY, *Nutrition, diététique et métabolisme.*

« En somme, retenez cette grande loi dont j'ai parlé il y a déjà quinze ans :

« TOUT SÉPARATISME ALIMENTAIRE SIMPLIFIE LA DIGESTION ET DIMINUE DE CE FAIT LES FERMENTO-PUTRESCENCES INTESTINALES GÉNÉRATRICES DES MALADIES,

« MAIS CERTAINS SÉPARATISMES ALIMENTAIRES NOTAMMENT LA *SÉPARATION PROTÉINES-AMIDON* ENTRAÎNENT PERTE DE POIDS, DE VITALITÉ, D'ÉNERGIE, FONTE MUSCULAIRE, ANÉMIE, AFFAIBLISSEMENT GÉNÉRAL. »

conseils diététiques

1. Adoption de l'alimentation multi-individualisée n° 2.
2. Au milieu des trois repas, prise de :
   1 comprimé P.O.P.
   +
   3 comprimés GERMROLA.

résultats

Je revois l'enfant quatre mois après ; il ignore désormais la fatigue, les douleurs osseuses, sa croissance a démarré en flèche.

C'est alors que les parents demandent à leur enfant : « Jean-Yves, veux-tu sortir une minute du bureau et aller dans la salle d'attente ? »

L'enfant s'exécute. En fait, la maman tient à me remercier particulièrement des conseils alimentaires qui ont bouleversé positivement sa vie privée ; en effet, depuis la cessation de l'alimentation sheltonienne, le mari a retrouvé ses capacités sexuelles (il supposait que son impuissance était en rapport avec l'âge).

L'épouse, quant à elle, durant la phase d'alimentation dissociée, se jugeait frigide, état rectifié donc par l'adoption d'une alimentation équilibrée.

Le dernier mot des parents sera celui-ci :

« Mais monsieur Masson, on peut donc écrire n'importe quoi sur la nutrition ?

— Hélas ! oui. Le papier se laisse écrire... »

l'alimentation crudivore dite alimentation spécifique et naturelle

Marc D., 15 ans, Paris.

Les parents accompagnant Marc m'exposent que celui-ci souffre d'un amaigrissement et d'un rhume avec écoulement nasal presque permanent.

De plus, été comme hiver, l'enfant tousse.

A l'examen irien, je note que la trame irienne est lâche, l'aspect de l'iris est délavé.

J'interroge sur le mode nutritionnel de l'enfant :

Matin
Fruits + fromage blanc.

Midi
Fruits variés *ou* crudités + fromage blanc *ou* œufs *ou* fruits de mer *ou* poisson *ou* viande 1 fois par semaine, le dimanche, + riz 1 à 2 fois par semaine.

Goûter
Fromage blanc + fruits.

Soir
Fruits + fromage blanc + pommes de terre au four 1 à 2 fois par semaine.

« Voyez-vous, commente le père, nous suivons l'alimentation spécifique et naturelle ; il n'est donc pas normal que notre enfant ait tant maigri, soit si chétif, et encore moins normal que ne prenant pas d'aliments producteurs de “ colles ”, notre enfant soit atteint de rhumes et de bronchites. »

J'explique aux parents que, si l'enfant a perdu du poids d'une façon importante, ce fait est dû aux raisons suivantes :

1. L'alimentation de l'enfant nécessite des glucides concentrés (céréales, pommes de terre, pain, pâtes, riz) deux fois par jour au minimum, ce qui fait quatorze repas par semaine ; or l'enfant ne consomme que trois à quatre fois par semaine des glucides concentrés.

2. *L'enfant n'assimile pas les protéines;* les protéines ne peuvent être utilisées et assimilées que lorsqu'elles sont accompagnées d'aliments glucidiques concentrés tels que le pain, les pâtes, le riz, les céréales, les pommes de terre. En effet, deux hormones sont sécrétées durant la digestion : le glucagon et l'insuline. Si, comme cela est le cas dans l'alimentation spécifique et naturelle, les aliments protéiques (fromages, œufs, fruits de mer, viandes, poissons) sont absorbés sans pain, sans pâtes, sans riz, sans pommes de terre, sans céréales, sans légumineuses, il se produit une prédominance de la sécrétion de glucagon et une très faible sécrétion d'insuline; les acides aminés, nés de la digestion des aliments protéiques, servent, sous l'influence du glucagon, à la formation d'un néo-glucose.

L'organisme ne reçoit pas d'acides aminés et il s'ensuit chez l'enfant :

- fonte musculaire,
- anémie,
- déminéralisation,
- retard de croissance,

par carence protéique.

Si, par contre, les aliments protéiques (fruits de mer, fromage blanc, œufs, poissons, viandes) sont absorbés avec du pain, des céréales, des pommes de terre, c'est la sécrétion d'insuline qui l'emporte très largement sur le glucagon.

Et l'insuline n'est pas seulement l'hormone du métabolisme des glucides, mais également l'*hormone de l'anabolisme protéique.*

Dans ce cas, cette insuline commande l'utilisation des acides aminés nés de la digestion des aliments protéiques à la construction de tissus chez l'enfant et à la restauration des tissus usés chez l'adulte.

L'utilisation des acides aminés à l'anabolisme cellulaire est commandée par l'insuline qui est sécrétée en quantité normale lorsque les aliments protéiques sont accompagnés d'aliments glucidiques.

Je prescrirai donc à l'enfant une alimentation où les protéines sont associées aux amidons.

Les parents s'étonnent également que l'enfant souffre de rhumes et bronchites même en été, alors qu'il n'absorbe pas d'aliments glucidiques concentrés ou qu'il en absorbe très peu — car les chefs d'école de la naturopathie orthodoxe prétendent que les « colles » résultant du métabolisme des glucides sont éliminées au niveau des muqueuses respiratoires et responsables des catarrhes bronchiques ou nasals.

Comprenez pourquoi cette théorie des « colles » et des « cristaux » est fausse :

a) Les végétaliens ont une alimentation hypoprotidique ; ils absorbent très peu d'aliments producteurs de « cristaux » ; or ils sont très fréquemment touchés par l'arthrose qui théoriquement est le résultat de l'accumulation de cristaux dans une alimentation riche en protéines — selon la théorie des naturopathes orthodoxes.

b) Les croûtes de lait ou l'eczéma du bébé s'améliorent et se guérissent lorsqu'on supprime l'alimentation lactée, alimentation presque uniquement protéique, donc alimentation non productrice de « colles », et que l'on remplace cette alimentation protéique par une alimentation variée, assez riche en purée de légumes et pommes de terre, en riz et céréales, auxquels sont ajoutés du poisson, de l'œuf, de la viande et des quantités minimes de lait et fromage.

Nous voyons ici qu'en diminuant la consommation de lait, voire en le supprimant et en augmentant la ration de glucides, des maladies soi-disant dues aux « colles » provenant des aliments glucidiques disparaissent.

c) La guérison artificielle d'un eczéma chez une personne âgée à l'aide de pommades conduit souvent à une bronchite chronique ; ce qui semble logique, l'eczéma et la bronchite étant théoriquement deux maladies dues aux « colles » ! mais aussi, non moins souvent, cette « guérison » de l'eczéma — maladie due aux « colles » ? — se transforme en rhumatisme chronique, — maladie dite à « cristaux » ?

Ce phénomène perd alors sa logique aux yeux des naturopathes orthodoxes.

En fait, les « colles » et les « cristaux » n'ont pas du tout la spécificité qu'on leur accorde dans ce système.

d) Dans le passé, on améliorait et parfois guérissait l'arthrose, les rhumatismes chroniques, dus théoriquement aux cristaux, en provoquant un abcès artificiel d'où s'écoulait une sérosité épaisse ou de pus, c'est-à-dire des « colles ».

Dans la réalité, tout ce qui est appelé « colles » et « cristaux » sont des poisons intestinaux que l'intelligence somatique va évacuer à la peau ou aux muqueuses.

Lorsque cette intelligence somatique est brimée ou affaiblie, cette élimination s'effectue mal et il se produit une accumulation de poisons intestinaux dans les tissus à l'origine de la plupart des maladies, mais cette séparation des poisons intestinaux en « colles » ou « cristaux » apparaît bel et bien une vue de l'esprit.

Pour en revenir au cas de l'enfant, Marc, qui élimine au niveau de ses muqueuses respiratoires, il ne s'agit pas d'hypothétiques « colles » mais des acides mal comburés des fruits que l'enfant absorbe en quantité excessive.

Il est important de développer ici la question de la consommation de fruits.

DIRE QUE LES FRUITS NE PEUVENT NUIRE PARCE QUE LEUR PRISE S'ACCOMPAGNE D'UNE URINE RICHE EN BASES MINÉRALES, ÉQUIVAUT À CROIRE QUE LE FEU N'A PAS ABÎMÉ UNE MAISON PARCE QU'IL RESTE DES CENDRES DANS LES DÉCOMBRES...

Déjà le grand Carton avait vu la nocivité des fruits. Son erreur a été de croire que les fruits étaient nuisibles à tous les individus, ils sont au contraire *très favorables aux survitaux* et *raisonnablement favorables aux normaux-vitaux,* cela étant encore modulé par le *climat* et *l'heure de la consommation.*

Quatre facteurs modulent à l'extrême le problème des fruits :

- LES RÉSERVES ORGANIQUES
- LA VITALITÉ
- LE CLIMAT
- L'HEURE DE LA CONSOMMATION

les réserves organiques

Les réserves minérales

— les traits sont **sthéniques,**
— le **menton est bien marqué,**
— les **dents blanches et sans caries,**
— les **ongles solides** sans cannelures ni striures.

Les réserves humorales

— le teint est **rouge,**
— les extrémités **chaudes,**
— le poids **important,**
— le lobe des oreilles **puissant et rouge.**

Les réserves nerveuses

— le sommeil **est très bon,**
— l'individu **très calme,**
— les paupières inférieures **bien marquées.**

Plus un individu présente ces caractéristiques, plus il peut consommer de fruits.

Moins il possède ces caractéristiques, plus il doit réduire la consommation de fruits.

les réserves vitales ou vitalité

Schématiquement les trois types vitaux :

Le survital

qui peut consommer largement des fruits.

Cet individu est très résistant au froid et à l'effort.

Le normal-vital

qui peut consommer une quantité moyenne de fruits.

Le normal-vital est normalement résistant au froid et à l'effort.

Le sous-vital

qui doit consommer peu de fruits.

Le sous-vital est peu résistant au froid et à l'effort.

Loi de Masson sur la vitalisation ou la dévitalisation par les fruits

Selon les réserves et la vitalité et selon la quantité absorbée, les acides des fruits subissent dans l'organisme deux actions différentes :

1. **Réserves et vitalité suffisantes selon la quantité absorbée :**

Transformation des acides citrique, tartrique, malique, sorbique, quinique, etc., des fruits en bioxyde de carbone et en eau.

Les fruits libérant leurs oligo-éléments, vitamines, arômes, diastases, lévuloses et autres nutriments, il se produit une VITALISATION DE L'ORGANISME PAR LES FRUITS.

2. **Réserves et vitalité insuffisantes selon la quantité absorbée :**

Les acides citrique, malique, tartrique, lactique, etc., ne peuvent être totalement oxydés en gaz carbonique et en eau. L'organisme « donne » alors ses carbonates de calcium, de magnésium, de sodium pour neutraliser l'acidité *non oxydée* des fruits.

Dans ce cas, il se produit une DÉVITALISATION ET DÉMINÉRALISATION DE L'ORGANISME PAR LES FRUITS.

le syndrome du frugivore (observé par R. Masson)

ou la dégradation progressive de l'organisme par la surcharge acide.

a) *Au niveau du tube digestif*

— irritations de la bouche : GINGIVITE ACIDE,
— dépapillation de la langue : GLOSSITE,
— APHTES,
— SPASMES et DOULEURS STOMACALES,
— DÉCOLORATION DES SELLES TRADUISANT L'ÉPUISEMENT HÉPATIQUE.

b) *Au niveau des muqueuses respiratoires*

— signe de la « GOUTTE AU NEZ »,
— YEUX LARMOYANTS,
— RHUMES et BRONCHITES fréquents,
— extrême sensibilité aux maladies dites À FRIGORE,
— TUBERCULOSE si fruits pris en grande quantité le matin en pays froid par un sous-vital.

c) *Sur l'état général*

— FRILOSITÉ pouvant devenir extrême,
— FATIGABILITÉ chronique manifeste,
— CRAMPES,
— SPASMES.

d) *La circulation*

— HYPOTENSION,
— SYNDROME DE RAYNAUD,
— CYANOSE DES LÈVRES,
— ENGELURES.

e) *Les endocrines*

— ÉPUISEMENT DES SURRÉNALES,
— IMPUISSANCE,

— FRIGIDITÉ,
— HYPERTHYROÏDIE LARVÉE.

f) *Le système nerveux*

— ÉTAT D'IRRITABILITÉ,
— INSOMNIE,
— SPASMOPHILIE, TÉTANIE,
— ÉPILEPSIE (si la prise de fruits est importante en climat froid par un sous-vital),
— TENDANCES DÉPRESSIVES.

g) *L'appareil osseux*

— DÉMINÉRALISATION DES DENTS (elles se carient non pas en surface mais de l'intérieur), ou elles s'effritent sans carie,
— DÉMINÉRALISATION DU SQUELETTE,
— OSTÉOPOROMALACIE,
— HYPERLAXITÉ LIGAMENTAIRE,
— BLOCAGES VERTÉBRAUX À RÉPÉTITION

h) *La peau*

— devient SÈCHE, parfois SUEUR CORROSIVE ACIDE,
— CREVASSES AUX DOIGTS ET AUX ORTEILS,
— FISSURES À LA BOUCHE ET À L'ANUS,
— ONGLES SE DÉDOUBLANT ET S'AMINCISSANT À L'EXTRÊME,
— CHEVEUX TERNES, SECS, CASSANTS.

le climat

Plus la saison, plus le climat sont chauds, plus la consommation de fruits pourra être importante.

Par 40° à l'ombre, le *normal-vital* peut absorber de 1 à 3 kg de fruits par jour.

Pourquoi ces différences ?

Simplement parce que l'organisme neutralise très bien les acides malique, tartrique, citrique, quinique, sorbique, lactique des fruits par temps chaud et les neutralise de plus en plus difficilement avec la baisse de température.

Bien sûr, j'ai pris des exemples assez extrêmes pour mieux faire comprendre le problème.

Retenons, pour simplifier les idées, que *les fruits vitalisent l'Africain et dévitalisent l'Esquimau.*

l'heure de la consommation

Contrairement au proverbe arabe : « L'orange est d'or le matin, d'argent à midi et de plomb le soir », on peut dire que, pour la plupart des personnes, plus la journée s'avance, plus les fruits deviennent favorables.

Les fruits le matin, même pris seuls comme le veulent les sheltoniens, peuvent détruire insidieusement la santé de certains. En effet, le matin le cœur est plus lent, la circulation est ralentie, les oxydations cellulaires sont moins intenses, les mécanismes neuro-endocriniens sont intermédiaires entre l'état de veille et l'état de sommeil. **Tout l'organisme vit, si l'on peut dire, au ralenti.**

Cela explique que l'introduction d'un fruit (véritable glaçon) dans l'estomac et l'apport massif d'acides dans l'économie « taxent » profondément l'organisme dans sa vitalité.

Par contre, vers 17 h où circulation, oxydations, mécanismes neuro-endocriniens « marchent » parfaitement, les fruits pris seuls et adaptés en quantité selon la vitalité n'offrent pas de nuisances.

En considérant que plus le fruit est acide, plus la nuisance est importante, voici le tableau de la nocivité des fruits selon le type vital :

Fruits le matin région chaude

- *Survital :* santé.
- *Normal-vital :* santé.
- *Sous-vital :* santé probable mais fatigue possible chez les grands débiles.

Fruits le matin région tempérée

- *Survital :* santé probable.
- *Normal-vital :* baisse du tonus, baisse de la résistance au froid et à l'effort, diminution de la capacité sexuelle.
- *Sous-vital :* baisse importante du tonus, de la résistance au froid et à l'effort, diminution nette de la sexualité, nervosité, tendances aux crevasses, gerçures, rhumes, bronchites.

Fruits le matin région froide

- *Survital :* diminution de la résistance au froid et à l'effort, baisse du tonus vital et sexuel, tendances aux catarrhes, bronchites, sinusites, crevasses.
- *Normal-vital :* quasi-disparition de la sexualité, frilosité et nervosité graves, hypotension, prédisposition à la déminéralisation, à la bronchite grave et à longue échéance à la tuberculose.
- *Sous-vital :* disparition de la sexualité, frilosité, nervosité extrême, crises nerveuses, syncopes possibles, tuberculose à moyenne échéance.

Les deux frilosités

a) LA FRILOSITÉ *par faibles réserves minérales, humorales, nerveuses et vitales.*
Cette forme de frilosité **s'aggrave par la consommation de fruits.**

b) LA FRILOSITÉ du sanguin hémogliasique.
L'individu dans ce cas était au contraire résistant au froid mais avec le temps, les abus de lipides et glucides ayant « épaissi » le sang, ce dernier circule mal, la frilosité s'installe de ce fait. Dans ce cas, les acides des fruits (surtout les agrumes) fluidifient le sang et améliorent la circulation, **la frilosité s'améliore par consommation de fruits.**

Nous tenons à faire remarquer que la :

- CONCEPTION DES 2 FRILOSITÉS,
- PRISE DES FRUITS EN FONCTION DES RÉSERVES ORGANIQUES,
- PRISE DES FRUITS EN FONCTION DE LA VITALITÉ,
- PRISE DES FRUITS EN FONCTION DU CLIMAT,

- PRISE DES FRUITS EN FONCTION DE L'HEURE DE LA JOURNÉE,
- LE SYNDROME DU FRUGIVORE,
- LA LOI DE MASSON SUR LA VITALISATION OU LA DÉVITALISATION PAR LES FRUITS

sont des observations strictement personnelles que nous diffusons depuis plus de quinze ans et dont certains s'attribuent parfois la paternité.

Après ce développement de la question des fruits, je demande aux parents si cet exposé ne leur est pas apparu trop détaillé ; il s'imposait toutefois parce que leur enfant possédait une santé très perturbée par la consommation excessive de fruits.

Aussi séduisante soit-elle, une doctrine alimentaire n'est pas en droit de porter atteinte à la santé d'un enfant. Je conseille donc aux parents d'adopter une alimentation plus équilibrée pour leur fils.

conseils diététiques

1. Adoption de l'alimentation multi-individualisée n° 2
2. Au milieu des trois repas, prise de :

   1 comprimé de P.O.P.
   \+
   3 comprimés GERMROLA
   \+
   3 comprimés de FOIE DÉSHYDRATÉ.

   Au repas de midi seulement :

   1 capsule d'HUILE DE FOIE DE FLÉTAN (VIDEAROLA).

résultats

Après quatre mois, je revois l'enfant. Le rhume et la bronchite cessèrent au bout de dix jours, l'enfant n'est plus jamais fatigué, son tonus est magnifique et sa croissance est régulière.

Mais ce qui réjouit l'enfant est le fait qu'il peut pratiquer le sport, comme ses camarades.

les maladies du système nerveux

nervosité

La nervosité définit plus exactement un symptôme ; elle peut résulter d'innombrables facteurs tels que :
— insomnie,
— troubles digestifs,
— parasitose intestinale,
— décalcification,
— carences minérales en phosphore, en magnésium,
— carences en vitamines du groupe B, en vitamine A,
— hyperthyroïdie,
— troubles psychologiques,
— etc.

Mais nous allons étudier présentement quelques cas fréquents de nervosité.

Gilles B., 12 ans, Limoges (87).

L'enfant est accompagné de ses parents qui m'exposent son comportement : irritable, insupportable, refus de la moindre remarque, attention dispersée en classe, sommeil agité.

Contrastant avec cette nervosité, l'enfant se plaint d'être fatigué, il n'a de goût à rien.

Depuis cinq minutes où il se trouve dans mon bureau, l'enfant s'est levé six à sept fois pour en faire le tour. « Il reste difficilement en place », remarque la mère.

Cinq à six objets sont déjà tombés par terre du fait des gestes nerveux, incontrôlés de l'enfant.

Ce qui perturbe le plus les parents, c'est la difficulté qu'éprouve leur fils à s'endormir.

A l'examen irien, on note des anneaux de spasme très marqués, la couronne de l'orthosympathique très visible ainsi qu'une teinte rouille dans tout le tube digestif traduisant une augmentation pathologique des fermento-putrescences.

J'interroge les parents sur le mode nutritionnel de l'enfant :

Matin
Café au lait + pain beurré + confiture.

Midi
Crudités + légumes *ou* pommes de terre *ou* pâtes *ou* riz + viande *ou* poisson + dessert (tarte aux fruits *ou* crème caramel) + boisson à base de cola en quantité importante.

Goûter
Café au lait + pain beurré + confiture.

Soir
Crudités *ou* salade verte *ou* potage + viande *ou* poisson + légumes *ou* pommes de terre + 1 fruit + boisson à base de cola en quantité importante.

Je demande aux parents si la quantité de lait mélangée au café lors de deux repas (petit déjeuner et goûter) est importante.

« Non, répond la mère, c'est du café presque pur, à peine teinté de lait. »

Je demande également aux parents si le pain, les pâtes, le riz utilisés sont achetés dans le commerce courant ou en magasins de diététique, c'est-à-dire complets ou semi-complets.

« Je me fournis uniquement dans les commerces courants », me répond la mère.

J'expose alors aux parents que la nervosité excessive de leur enfant est due à :

1. l'énorme intoxication caféique (consommation de café deux fois par jour) + usage important de boissons à base de cola aux repas ;

2. l'absence presque totale de produits laitiers (l'enfant consomme très rarement du fromage) ;
3. les carences considérables en calcium et phosphore (du fait de la non-consommation de produits laitiers) ;
4. les carences en vitamines du groupe B (tous les aliments utilisés sont raffinés).

conseils diététiques

1. Suppression totale du café au lait et du café.
2. Suppression totale des boissons à base de cola.
3. Le fromage devra être présent aux repas de midi et du soir.
4. Consommation d'aliments plus complets :
   - pain BORSA ou pain VIE CLAIRE,
   - pâtes semi-complètes,
   - riz peu raffiné.
5. Adoption de l'alimentation multi-individualisée n° 3.
6. Au milieu du petit déjeuner, prise de :

   1 comprimé P.O.P.
7. Au milieu du déjeuner et du dîner, prise de :

   4 comprimés GERMROLA

   \+

   1 cuil. à café de MINEROLA.

résultats

En quelques mois, l'enfant gagne du poids, de la vitalité ; il retrouve un sommeil parfait et tout en étant un enfant très actif, on peut le considérer comme équilibré nerveusement.

L'instituteur a d'ailleurs fait remarquer aux parents que l'enfant était désormais plus studieux et plus calme en classe.

nervosité et instabilité

Joëlle C., 12 ans, Paris.

Les parents accompagnent leur fille qu'ils jugent irritable, nerveuse, ne possédant pas les facultés de concentration nécessaires à l'étude.

Si l'enfant est continuellement nerveuse, elle semble à certaines phases de la journée « être ailleurs », selon l'expression des parents.

Les traitements à base de calmants donnent peu d'effet au dire des parents.

Je m'adresse alors à l'enfant :

« Dis-moi, Joëlle, que ressens-tu exactement au moment où tu sembles être ailleurs ?

— Mes parents ne veulent pas me croire, mais j'ai exactement la même impression que lorsque je bois du champagne à un mariage... », me répond la fillette.

Cette remarque me donne déjà une idée sur les causes de la nervosité et de l'instabilité, mais j'interroge d'abord sur le mode alimentaire avant de la formuler.

A l'examen irien, on note des anneaux de spasme, ainsi que des signes très inflammatoires au niveau du foie.

Interrogatoire alimentaire :

Matin
1 grand verre de jus d'orange + café au lait + pain + miel.

Midi
Salade de tomates ou charcuterie + riz *ou* pommes de terre *ou* pâtes sauce tomate + viande *ou* poisson (fréquemment préparés en sauce) + fromage *ou* pâtisserie *ou* fruit + eau et sirop.

Goûter
Jus de fruits + pain beurré + chocolat.

Soir

Salade verte *ou* charcuterie + légumes et pommes de terre + omelette *ou* jambon *ou* poisson + fromage *ou* fruit + eau et sirop.

En réalité, nous pensons que Joëlle fait une indigestion chronique avec augmentation massive des fermento-putrescences et production considérable d'alcool, ce qui explique l'impression bizarre éprouvée par l'enfant : « Comme lorsque je bois du champagne à un mariage. »

1. Nous conseillons les suppressions suivantes dans l'alimentation :
   - le café au lait,
   - les sirops,
   - le miel,
   - la charcuterie,
   - le goûter hyperglucidique et remplacement par : fruit + fromage blanc *ou* yaourt non sucré *ou* œuf coque,
   - les fruits aux repas (ils seront exclusivement réservés au goûter ainsi que les jus de fruits),
   - la consommation de plats en sauce.
2. Adoption de l'alimentation multi-individualisée n° 3.
3. Au milieu du petit déjeuner, prise de :

   1 comprimé P.O.P.
4. Au milieu du déjeuner et du dîner, prise de :

   4 comprimés GERMROLA.

résultats

Je revois l'enfant deux mois plus tard. La nervosité et cette impression « d'être ailleurs », cette sensation d'avoir bu du champagne ont très rapidement disparu, apportant la preuve que l'enfant subissait une intoxication alcoolique en provenance des fermentations digestives.

cauchemars - insomnie - nervosité

Eric L., 9 ans, Paris.

Les parents m'exposent que leur fils est atteint d'une très grande nervosité, de difficultés de sommeil et surtout de cauchemars ; la nuit de l'enfant est très agitée : il crie, parfois il hurle.

Les cauchemars consistent parfois en des serpents qui étouffent l'enfant, d'autres fois en une voiture qui l'écrase.

A l'observation, Eric se présente comme un enfant sthénique, solide mais cependant nerveux. Et ce qui me frappe durant l'observation est le fait que l'enfant se frotte constamment le nez.

Je demande aux parents si l'enfant a déjà eu des parasites intestinaux.

« Oui, répond le père, il fait presque toujours des oxyures. On lui applique bien un traitement mais cela revient toujours. »

A l'examen irien, on note des fermentations et putrescences excessives ainsi que quelques petits points minuscules dans la région du côlon, confirmant la fréquence des oxyures chez l'enfant.

J'interroge les parents sur le mode nutritionnel de l'enfant :

Matin
1 bol de lait + pain beurré + confiture.

Midi
Crudités *ou* salade de tomates *ou* charcuterie + viande + légumes *ou* pommes de terre *ou* pâtes *ou* riz + fromage *ou* pâtisserie + kéfir.

17 h
Pain beurré + chocolat + kéfir.

Soir
Potage + poisson *ou* omelette *ou* jambon + légumes *ou* pommes de terre + fromage *ou* pâtisserie + kéfir.

Nous expliquons aux parents que la nervosité de leur enfant, ses cauchemars, ses insomnies proviennent probablement de l'oxyuriose à l'état permanent.

Cette oxyuriose revient toujours, car l'intestin est maintenu du fait d'une nourriture incorrecte et de l'épuisement hépato-vésiculaire ; la bile, en effet, lorsqu'elle est insuffisante en quantité ou en qualité, permet l'installation des diverses parasitoses dans le côlon, voire dans le grêle et l'estomac.

Il est donc nécessaire de donner une alimentation correcte qui évitera, d'une part, les fermento-putrescences excessives et, d'autre part, l'épuisement de l'appareil hépato-vésiculaire.

conseils diététiques

1. Suppression du kéfir aux repas.
   Du fait de sa nature acide, le kéfir inhibe la digestion des glucides lorsqu'il est consommé aux repas.
2. Suppression des charcuteries.
3. Remplacement du goûter hyperglucidique par :
   fruit + fromage blanc *ou* yaourt non sucré *ou* œuf coque.
4. Remplacement du bol de lait du matin par :
   chicorée teintée de lait.
   Par ailleurs, la suppression du lait sera remplacée par la consommation d'une protéine :
   œuf *ou* fromage *ou* jambon à l'os au petit déjeuner.
5. Adoption de l'alimentation multi-individualisée n° 3.
6. Au milieu du petit déjeuner, prise de :
   1 comprimé P.O.P.
7. Au milieu du déjeuner et du dîner, prise de :
   3 comprimés GERMROLA.

8. A jeun, durant les trois jours qui précèdent et les trois jours qui suivent la pleine lune
et
à jeun, durant les trois jours qui précèdent et les trois jours qui suivent la nouvelle lune,
c'est-à-dire douze jours par mois,
donner à l'enfant :

une infusion non sucrée de THYM
préparée la veille et dans laquelle aura macéré toute la nuit une gousse d'AIL finement coupée.
(Bien entendu, l'infusion doit être filtrée avant d'être absorbée.)

résultats

Je revois l'enfant trois mois après. Ses nuits sont parfaitement tranquilles, il ne se frotte plus le nez, l'enfant apparaît calme. On peut dire qu'il est parfaitement équilibré du point de vue nerveux.

spasmophilie

Kathy D., 14 ans, Paris.

L'adolescente est accompagnée de ses parents qui m'expliquent que leur fille est atteinte de très graves crises de spasmophilie, allant parfois jusqu'à l'évanouissement.

Avant ces crises, la jeune fille éprouve des fourmillements partant de l'extrémité des doigts et remontant jusqu'au début des membres.

Le traitement suivi est à base de magnésium, de calcium et d'un tranquillisant, mais ces remèdes perdent de plus en plus de leur effet.

Aussi les parents sont inquiets; qu'adviendra-t-il de Kathy lorsque les remèdes ne produiront plus aucun effet?

Je procède à l'examen irien, notant des anneaux de spasme très marqués dans les deux iris ainsi qu'un détachement très net sur le fond irien de la collerette de l'orthosympathique.

J'interroge l'adolescente sur son mode nutritionnel :

Matin
Café au lait + pain beurré + confiture.

Matinée
1 café.

Midi
Charcuterie *ou* salade de tomates *ou* crudités + légumes *ou* pommes de terre *ou* pâtes *ou* riz sauce tomate + viande *ou* poisson + fromage *ou* fruit + eau de table + 1 café.

17 h
1 café.

Soir
Salade verte *ou* potage + légumes *ou* pommes de terre + poisson *ou* viande + fromage *ou* fruit + eau de table.

Nous expliquons aux parents que, s'il est important d'apporter du calcium et du magnésium, il est non moins intéressant d'éviter ce qui détruit dans l'organisme l'utilisation du calcium, du magnésium, du phosphore et autres éléments minéraux.

De même, il est intéressant d'éviter ce qui perturbe le fonctionnement des glandes endocrines, notamment de la thyroïde et des parathyroïdes.

La spasmophilie n'est certainement pas provoquée par une carence, mais par l'importante utilisation de caféine.

L'adolescente ne consomme-t-elle pas 1 café le matin, 1 café dans la matinée, 1 café au déjeuner puis un autre à 17 h? Au total, 1 café au lait et 3 cafés dans la journée.

Cette enfant est véritablement empoisonnée par la caféine, ce qui explique également les douleurs dont elle se plaint dans le dos.

conseils diététiques

Elle va suivre les conseils suivants, qui probablement amèneront la guérison :

1. Supprimer le café.
2. Supprimer le café au lait et le remplacer par une chicorée teintée de lait.
3. Supprimer les charcuteries.
4. Eviter en général la confiture.
5. Eviter en général les potages.
6. Supprimer la sauce tomate.
7. Supprimer aux repas les fruits et les tomates qui pourront être consommés à 17 h exclusivement, sous forme d'un goûter, associés, si on le désire, à du fromage blanc *ou* yaourt non sucré.
8. Adopter l'alimentation multi-individualisée n° 3.
9. Au milieu des trois repas, prendre :
   1 cuil. à café de MINEROLA
   \+
   3 comprimés GERMROLA.

résultats

Je revois l'adolescente trois mois après. Elle n'a plus le moindre problème de spasmophilie puisque les parents, à titre de test, ont arrêté tout traitement. Malgré la cessation du traitement, pas la moindre crise de spasmophilie.

L'adolescente a retrouvé un bien meilleur appétit, son teint s'est éclairci, elle n'a plus la moindre douleur dans le dos. Les parents se déclarent satisfaits.

N.B.

Cette observation se montre extrêmement intéressante ; elle nous montre effectivement que si la spasmophilie est parfois due à des carences en magnésium, en phosphore, en lithium, en potassium, en calcium, elle peut également être créée par :

- l'intoxication par les méthylxanthines (caféine, théophylline, théobromine des café, thé, cacao, maté, cola).

La spasmophilie peut également être causée par l'alcool et le tabac, qui dans l'organisme inactivent ou chélatent l'utilisation du calcium, du magnésium, du phosphore, du potassium, etc., ou qui directement, en portant atteinte à l'équilibre neuro-endocrinien, génèrent directement la spasmophilie.

Il s'agit là en tous les cas d'une cause essentielle.

Pour le plus grand bien des malades, nous espérons que la médecine classique saura « découvrir » dans les années à venir l'influence des méthylxanthines dans la genèse de la spasmophilie.

tétanie

Laurent V., 12 ans, Charquemont (25).

Les parents font état d'une crise de tétanie chaque matin à 10 h.

Lors de la crise, l'enfant se met à frissonner, « j'ai comme de l'eau froide dans le dos », dit-il, il tremble, il grelotte, claque des dents et parfois, m'expose le père qui a un langage très imagé,

« l'enfant est raide comme un passe-lacet et a les mâchoires plus serrées que celles de ma belle-mère le jour de mes fiançailles ».

Je ne procède pas cette fois à l'examen irien, ayant dû me rendre au domicile de l'enfant et ne pouvant ainsi disposer de mon appareil.

Mais il me suffit de considérer cet enfant de type longiligne ; ses mains sont glacées.

Nous sommes dans les années 1960 en plein hiver dans le haut Doubs avec plus d'un mètre de neige ; je pense que cet enfant n'est guère à sa place dans un pays aussi froid, où la température atteint − 18° ce jour-là.

Les parents m'apprennent qu'ils donnent à Laurent une alimentation végétarienne.

J'interroge sur le mode nutritionnel de l'enfant :

Matin
2 oranges (systématiquement).

Midi
Fruits + basconnaise (mélange de diverses crudités) + céréales + fromage pâte cuite *ou* flan aux algues *ou* tarte aux fruits + eau de Volvic.

17 h
1 fruit.

Soir
Salade verte *ou* crudités variées + céréales *ou* pommes de terre + un peu de fromage + parfois flan aux algues *ou* pâte de fruits + eau de Volvic nature.

Cet enfant fait ce que j'ai appelé plus tard « le syndrome du frugivore ».

J'explique aux parents que :

a) lorsque le climat est froid, il est nécessaire de réduire la consommation de fruits frais car l'organisme oxyde très mal les acides citrique, malique, tartrique, sorbique ;

b) cet enfant de type longiligne, frileux et fatigable oxyde par nature très mal les acides. La consommation de fruits doit être réduite chez les enfants de ce type ;

c) la consommation des fruits le matin est d'autant plus dangereuse qu'à ce moment le pouvoir oxydatif des fruits est très diminué. Par contre, plus l'on va vers 17 h, plus le pouvoir oxydatif des fruits augmente.

Cette ingestion de fruits est particulièrement dangereuse en climat froid.

Ce sont tous ces acides malique, tartrique, citrique, sorbique non comburés des fruits qui provoquent un stress profond de l'organisme vivant, se traduisant chez cet enfant par des crises de tétanie.

Les parents se montrent légèrement surpris et sceptiques ; la mère déclare toutefois : « Après tout, ce n'est pas impossible ; lorsque nous avons vu cet hygiéniste-naturopathe à Strasbourg qui avait indiqué à Laurent une cure de fruits toutes les deux semaines, nous avons dû arrêter parce que durant la journée de consommation exclusive de fruits, Laurent faisait des crises sans arrêt. »

conseils diététiques

Nous avons donc conseillé un changement complet dans l'alimentation.

1. En premier lieu les fruits doivent être supprimés totalement, excepté à 17 h où l'enfant consommera :

   1/2 fruit, accompagné soit d'un œuf coque, soit de fromage sec.

2. Le petit déjeuner de fruits sera remplacé par :

   une chicorée teintée de lait
   \+
   pain complet beurré.

3. On augmentera globalement la ration d'œufs, fromages.

4. On supprimera de l'alimentation les fruits consommés en début de repas.

Les fruits, nous le rappelons, seront consommés en très petite quantité au goûter.

5. On supprimera de l'alimentation les pâtes de fruits très indigestes.

6. L'enfant évitera les yaourts, le fromage blanc, les fromages frais, car l'acide lactique contenu dans ces aliments est mal comburé par cet enfant ;
on préférera pour lui les fromages à pâte cuite.

7. On adoptera l'alimentation multi-individualisée n° 6, mais adaptée à cet enfant, à savoir :
Été : 100 à 200 g de fruits
(*17 h*) +
1 œuf coque *ou* 1 part de fromage pâte cuite
Hiver : 50 à 100 g de fruits
(*17 h*) +
1 œuf coque *ou* 1 part de fromage pâte cuite.

8. L'état de l'enfant nécessitait :
des comprimés de FARINE D'OS
et
des capsules d'HUILE DE FOIE DE POISSON
mais étant donné la provenance animale de ces produits, les parents végétariens refusent catégoriquement ce traitement.
J'ai alors conseillé :
Milieu du repas de midi et du soir :
1 cuil. à café de poudre de PRÊLE.

résultats

Par une lettre que m'a adressée la maman, j'ai appris que l'enfant a pris du poids, de la vitalité, des couleurs, que sa frilosité a beaucoup diminué et que cette transformation laisse pantois l'encourage.

Mais, chose extraordinaire, ajoute la maman dans sa lettre : « Savez-vous, monsieur Masson, que la guérison a été instantanée ; dès le lendemain de votre consultation, Laurent a cessé de faire ses crises de tétanie. »

épilepsie

Cyril D., 11 ans, Paris.

« La première crise d'épilepsie est survenue chez mon fils quelques jours après la vaccination », ce qui fait penser à la maman que l'épilepsie de cet enfant a une origine vaccinale, indiquant, par ailleurs, que le petit Cyril n'a jamais été malade auparavant.

Cette origine vaccinale de l'épilepsie est acceptée par certains médecins et refusée par d'autres.

L'enfant ne présentant pas d'autres troubles et refusant l'examen irien, nous passons à l'interrogatoire alimentaire :

Matin
Thé + pain beurré + confiture.

A la sortie de l'école à 11 h 30, où sa maman l'attend, l'enfant consomme un pain au chocolat.

Midi
Salade de tomates *ou* charcuterie *ou* crudités + légumes *ou* pommes de terre *ou* pâtes + viande *ou* poisson + fromage *ou* fruit + soda gazéifié.

Goûter
1 pain au lait *ou* 1 pain au chocolat + un thé.

Soir
Crudités variées + pâtes *ou* riz *ou* pommes de terre + omelette *ou* poisson *ou* viande + fromage *ou* fruit + soda gazéifié aux fruits.

conseils diététiques

1. Suppression de l'intoxication directe du système nerveux par la théophylline, c'est-à-dire la suppression du thé.

2. Suppression de l'intoxication du système nerveux par les poisons intestinaux et probablement par l'alcool né des fermentations digestives, à savoir :
   - les sodas,
   - les pains au lait, pains au chocolat consommés entre les repas,
   - les fruits pris aux repas,
   - la charcuterie,
   - la confiture (à éviter en général),
   - les potages (à éviter en général).
3. Adoption de l'alimentation multi-individualisée n° 2.
4. Diète au VELOUTÉ LÉGUMES et POMMES DE TERRE sur 48 heures avec repos absolu AU LIT.

5 Premier mois : une diète chaque semaine.

6. Second mois et suivants : une diète chaque quinzaine.

résultats

Trois mois suffiront pour obtenir une guérison complète.

Jean-Yves C., 9 ans, Paris.

Les parents accompagnant l'enfant m'exposent qu'à la suite d'un grave accident de voiture, Jean-Yves a subi un traumatisme crânien et différentes blessures graves.

Les chirurgiens ont réussi à sauver cet enfant, mais, à la suite du traumatisme crânien, le petit garçon présente quotidiennement plusieurs crises d'épilepsie.

L'enfant utilise plusieurs antiépileptiques.

A l'examen irien, je note des signes inflammatoires dans la région du cerveau ainsi que d'autres signes inflammatoires exactement à l'opposé (à 6 h 30 pour les iridologues, l'iris étant comparé à un cadran de montre pour les localisations).

J'interroge les parents sur le mode nutritionnel de l'enfant :

Matin
Café au lait + pain beurré + confiture *ou* miel.

Midi
L'enfant débute son repas par le plat principal :
Viande *ou* poisson + légumes *ou* pommes de terre *ou* pâtes + fromage + 1 fruit + eau et sirop.

Goûter
Pain + chocolat + 1 fruit.

Soir
Potage + pommes de terre + fromage *ou* des œufs + 1 fruit + eau et sirop.

conseils diététiques

1. Suppression du sirop.
2. Suppression du repas hyperglucidique du goûter et remplacement par :
   fruit + yaourt *ou* fromage blanc non sucré *ou* œuf coque.
3. Suppression des fruits aux repas.
4. Nécessité d'une crudité légume à chaque repas (déjeuner et dîner).
5. Adoption de l'alimentation multi-individualisée n° 3.
6. Au milieu des trois repas, prise de :
   1/2 comprimé P.O.P.
   +
   2 comprimés GERMROLA.
   +
   1/2 cuil. à café de granulés MINEROLA.

résultats

Je revois l'enfant six mois plus tard ; son état général est bien meilleur.

Nous avons pu diminuer les antiépileptiques d'un tiers ; si l'on diminue cette dose, les crises reprennent. Nous devons considérer ce cas comme un échec.

Nous conseillons actuellement :

1. Ostéopathie crânienne.
2. Diète 1 jour sur 20 avec repos complet AU LIT.

cas divers

hypertension

Jean-Michel B., 17 ans, Besançon (25).

L'adolescent vient me consulter pour sa tension qui est de 18 ; il est très étonné de ce chiffre.

« Mes parents appliquent les conseils diététiques de vos ouvrages ; mon alimentation est celle que vous prescrivez, et je ne comprends pas pourquoi ma tension est si élevée... », m'expose le jeune garçon.

Après avoir informé celui-ci que nous examinerons la question nutritionnelle en détail, je procède à l'examen irien.

L'observation des iris fait apparaître un tube digestif perturbé, une lacune au niveau du foie sans aucun indice supplémentaire.

J'interroge l'adolescent sur son mode alimentaire :

Matin

Cacao à l'eau + pain semi-complet + beurre.

Midi

Crudités variées + légumes *ou* pommes de terre *ou* pâtes *ou* riz + viande *ou* poisson + 1 à 2 camemberts + eau de Volvic.

17 h

Fruits.

Soir

Salade verte + légumes *ou* pommes de terre + parfois 2 à 3 œufs sur le plat *ou* une omelette + 1 à 2 camemberts + eau de Volvic.

Il s'agit effectivement de l'alimentation que je conseille à l'intérieur de mes ouvrages, mais je n'ai jamais prescrit une telle consommation de fromage dans une journée (3 camemberts minimum par 24 h) ; c'est la remarque capitale que j'expose au jeune garçon.

Ce dernier ingère de 600 à 800 g, voire plus, de fromage chaque jour.

L'adolescent consomme ainsi une quantité très élevée de protéines et surtout une quantité énorme de sel ; car, ne l'oublions pas, les camemberts sont souvent très salés, ce qui occasionne la fatigue rénale et l'hypertension consécutive.

conseils diététiques

1. Conserver la même alimentation, mais ne pas dépasser la dose d'1/2 camembert par repas, lequel camembert pourra être remplacé de temps à autre par un flan vanille *ou* praliné *ou* une crème caramel *ou* une tarte aux fruits cuits maison.

2. Etant donné la parfaite tolérance gastrique à l'ail, introduire l'ail dans les crudités des repas de midi et du soir : une à deux gousses finement hachées.

résultats

Trois mois après, l'adolescent n'a plus la « tête lourde » ni bourdonnements d'oreilles ; sa tension est à 14.

On estimera peut-être que 14 est un chiffre légèrement élevé pour un garçon âgé de dix-sept ans ; néanmoins compte tenu de sa constitution athlétique et d'une hérédité de parents hypertendus, nous considérons que ce chiffre est chez lui physiologique.

Nous ne cherchons donc pas à obtenir une tension plus basse chez ce jeune garçon, d'autant plus que les troubles qui ont motivé la consultation (bourdonnements d'oreilles, impression de « tête lourde ») ont totalement disparu.

Nous lui conseillons d'éviter à l'avenir l'excès sodique et protidique.

aménorrhée

Christiane P., 17 ans, Paris.

L'adolescente est de nature très réservée, s'exprimant à mi-voix, répondant à peine à mes questions.

Ce sont les parents qui m'exposent que Christiane n'a encore jamais eu ses règles et, ajoute la mère : « C'est une enfant qui mange tout le temps mais ne se développe pas ; elle a pratiquement un corps de jeune garçon tant elle n'a aucune forme... »

J'observe l'adolescente ; elle paraît effectivement dépourvue de dynamisme, de vitalité ; son teint est très pâle, son corps maigre.

A l'examen irien, je ne note aucun signe capable de retenir l'attention ; tous les secteurs iriens sont exempts de toute atteinte.

La trame irienne de l'enfant est très lâche ; l'iris possède un aspect délavé : ces remarques indiquent que l'enfant ne souffre pas d'une maladie particulière mais probablement d'une relative malnutrition.

J'interroge sur le mode alimentaire de la jeune fille :

Matin

Succédané de céréales torréfiées + pain + purée d'amandes ou de noisettes ou de cajou.

Midi

Basconnaise (assortiment de crudités) + escalope de céréales *ou* pâtes *ou* riz *ou* millet *ou* sarrasin + tous les 2 jours : 1 œuf + compote *ou* tarte aux fruits cuits + eau de Volvic.

17 h

Fruits.

Soir

Fruits *ou* salade verte *ou* crudités variées + légumes et céréales

+ levure + fromage *ou* noix *ou* autre oléagineux (50 g) + tarte *ou* compote *ou* flan préparé au lait d'amandes + eau de Volvic.

Je fais constater aux parents que l'alimentation de leur fille est végétarienne et, bien que je ne m'élève pas contre ce type d'alimentation, il est nécessaire que la nutrition végétarienne de l'enfant soit équilibrée.

En effet, l'exposé alimentaire de l'adolescente fait apparaître son défaut d'équilibre.

Les phénomènes de fatigue, faim, aménorrhée, maigreur dont est atteinte l'enfant s'expliquent parfaitement par une carence considérable de protéines de provenance animale.

Effectivement, l'adolescente ne reçoit qu'un œuf tous les deux jours ; or, la ration protéique d'une adolescente végétarienne est de deux œufs par jour au repas de midi.

Dans la réalité, l'adolescente ne reçoit que le quart de la ration protéique normale.

Quant au repas du soir, l'adolescente consomme quelquefois du fromage et en quantité minime (50 g). Or la ration protéique du repas du soir pour une adolescente végétarienne est de 120 g de fromage sec ou de 200 à 250 g de fromage blanc.

Ici sont exposées les rations protéiques normales pour chacun des deux principaux repas (déjeuner et dîner), chez une adolescente végétarienne.

• On préférera au repas du soir le fromage sec au fromage blanc, l'acide lactique de ce dernier gênant la digestion des farineux et féculents.

conseils diététiques

1. Multiplier par quatre la ration d'œufs et par dix la ration de fromage.

2. Adopter l'alimentation multi-individualisée n° 6.

3. Insister sur la consommation de PERSIL, SAUGE, SAFRAN.

4. Prendre au milieu des trois repas :

   3 comprimés GERMROLA
   +
   2 comprimés GERIAROLA.

5. Masser la colonne vertébrale en insistant sur la région lombo-sacrée, avec l'huile de massage WELEDA.

résultats

Au bout de quelques mois, Christiane s'est étoffée, son teint s'est coloré ; elle a acquis quelques formes, notamment au niveau du buste et, pour la première fois, le cycle menstruel est apparu.

Cette adolescente souffrait indéniablement d'une carence protéique.

verrues

Marc D., 13 ans, Rennes (35).

Les parents accompagnant l'enfant m'exposent que celui-ci est atteint d'énormes verrues sur les mains et sous la plante des pieds.

A de nombreuses reprises, ces verrues ont été brûlées et de nombreux traitements par voie interne ont été tentés, mais sans résultat aucun car les verrues sont de plus en plus nombreuses.

Ce sont particulièrement les verrues plantaires qui handicapent l'enfant pendant la marche.

Par ailleurs, l'adolescent se plaint de troubles digestifs. « Il a souvent mal au ventre », déclare la maman.

Je procède à l'examen irien et note de nombreuses taches de teinte rouille, noire, attestant un encrassement organique considérable, sans relever d'autre indice irien notable.

J'interroge sur le mode alimentaire de l'enfant :

Matin

Un verre de jus de fruits + un cacao composite au lait + pain beurré + confiture ou miel.

Midi

Crudités *ou* charcuterie + légumes *ou* pommes de terre *ou* pâtes *ou* riz + viande *ou* poisson + pâtisserie du commerce + boisson gazeuse à base de cola.

Goûter

Pain beurré + chocolat + boisson à base de cola.

Soir

Potage *ou* charcuterie + légumes *ou* pommes de terre + omelette *ou* jambon + fromage *ou* fruit + boisson gazeuse à base de cola.

Nous expliquons aux parents que les verrues apparaissent surtout sur un terrain chargé en alcaloïdes et en saccharose.

A. Cela signifie que cet enfant reçoit quatre fois par jour des boissons à base de cola, donc des doses considérables de caféine ; or la caféine favorise la naissance et la prolifération des verrues.

B. La nourriture de l'enfant est trop riche en matières grasses ; les repas comportent fréquemment de la charcuterie.

C. L'enfant consomme des glucides en quantité importante. Quatre repas (petit déjeuner, déjeuner, goûter, dîner) sont, en grande part, composés de glucides. Or l'abus de glucides, et en particulier de saccharose, favorise très nettement la naissance des verrues.

conseils diététiques

1 Suppression de la confiture.

2. Suppression du miel.

3. Suppression des charcuteries.

4. Suppression du goûter hyperglucidique et remplacement par :
   fruit + fromage blanc *ou* yaourt non sucré *ou* œuf coque

5. Suppression des fruits aux repas de midi et du soir.
6. Suppression des potages ; on préférera les crudités légumes en début de repas.
7. Utilisation d'un cacao non composite au petit déjeuner (composition : sucre et cacao).
8. Adoption de l'alimentation multi-individualisée n° 3.
9. 10 mn avant les trois repas, prise dans de l'eau tiède de :

   1 à 2 cuil. à café de PIANTO DORÉ (bouillon de plantes alimentaires).

   Ce produit est conseillé du fait qu'il contient des doses importantes de magnésium à l'état naturel et parce qu'il apporte des donneurs de méthyl intervenant comme agents de détoxination au niveau du foie.

résultats

En quatre mois, disparition totale des verrues.

incontinence d'urine

Nicolas E., 11 ans, Limoges (87).

Les parents me confient que leur enfant, depuis toujours chaque nuit, urine au lit.

Un nombre invraisemblable de traitements ont été essayés ; résultats momentanés ou aucun résultat.

L'enfant est d'apparence maigre, longiligne, son teint est pâle ; il manque d'un certain dynamisme.

Dans ses antécédents, on note de nombreuses otites, rhinites et bronchites.

A l'examen irien, l'on observe beaucoup de fermentescences et putrescences au niveau du tube digestif, ainsi qu'une trame irienne très relâchée au niveau des poumons.

J'interroge sur le mode nutritionnel de l'enfant :

Matin
Cacao composite au lait + pain beurré.

Midi
Crudités variées + légumes et pommes de terre + viande *ou* poisson + fromage *ou* fruits + eau de Volvic nature.

Goûter
Fruits

Soir
Potage *ou* salade verte + légumes *ou* pommes de terre + omelette *ou* œufs sur le plat *ou* poisson *ou* fromage + fruits + eau de Volvic nature.

Ayant pris connaissance du schéma alimentaire de l'enfant, j'estime responsable de l'incontinence d'urine nocturne l'excès de fruits, légumes, pommes de terre, aliments tous riches en eau et potassium qui possèdent un fort pouvoir diurétique.

conseils diététiques

Nous conseillons aux parents d'adopter l'alimentation suivante :

Matin
Cacao non composite au lait + pain beurré.

Midi
Crudités variées + légumes et pommes de terre + viande *ou* poisson *ou* œufs + fromage *ou* pâtisserie maison *ou* flan maison + eau de Volvic.

Goûter
Fruit + fromage blanc *ou* yaourt non sucré *ou* œuf coque.

Soir

Repas réduit en eau et potassium :
Très peu de crudités légumes ou salade verte + riz *ou* pâtes *ou* millet + viande *ou* poisson *ou* œufs + fromage *ou* un peu de tarte aux fruits cuits + très peu d'eau de Volvic.

Ce repas du soir ne comprend ni fruits, ni légumes verts, ni pommes de terre ; il est donc très réduit en eau et potassium.

traitement diététique :

1. Au milieu du repas de midi,
   1 comprimé P.O.P.
2. Au milieu du repas du soir,
   1 comprimé P.O.P.
   +
   1 cuil. à soupe d'AZUKI.

Le schéma alimentaire, spécifique au repas du soir, chez l'enfant atteint d'incontinence d'urine nocturne, comprenant
l'AZUKI (haricot rouge de Chine) } compléments
le P.O.P. } alimentaires
me procure, en général, des résultats rapides.

C'est donc très confiant que nous attendons le délai de deux mois au terme duquel je dois revoir l'enfant.

résultats

Le réglage a semblé agir durant quelques jours. Ensuite, l'incontinence d'urine nocturne est réapparue, comme auparavant. Je suis évidemment très déçu.

Nous maintenons le même type d'alimentation et nous reprenons l'interrogatoire.

Nous apprenons que l'enfant se gratte le nez et l'anus fréquemment. Nous pensons que la parasitose est à l'origine de l'incontinence d'urine.

Nous conseillons alors :

1. Même alimentation.
2. Petit déjeuner pendant 15 jours, ensuite trois jours par mois :
   infusion concentrée de THYM + AIL (1/2 gousse)
   +
   graines de courge à volonté (graines de courge FINK, origine biologique).

résultats

L'incontinence cesse définitivement.

diabète

Actuellement dans les diabètes d'origine pancréatique, nous distinguons ceux où il y a insuffisance d'insuline et ceux où ne figure pas une insuffisance d'insuline, mais une non-utilisation de l'insuline soit par *carence d'enzymes ou oligo-éléments* commandant l'utilisation de cette insuline, soit encore *par d'autres facteurs* activant l'insuline.

Soigner un diabète exige beaucoup de doigté et de compétence.

Dans nos ouvrages, nous ne donnons jamais de réglage alimentaire précis, ni de conseils qui pourraient inciter le lecteur à se dispenser d'un thérapeute compétent.

Nous voudrions dire deux mots de la responsabilité du saccharose industriel (c'est-à-dire le sucre à passage rapide dans le sang), mais également de l'abus de glucides en général, ainsi que d'autres éléments dont on ne tient pas compte habituellement, qui sont de grands destructeurs du pancréas, à savoir :

A. **la solution au chlorure de magnésium à 20 %**
qui doit être utilisée seulement sur *une période très courte en cas d'infection grave ;*

Sous ces conditions, la solution au CHLORURE DE MAGNÉSIUM à 20 % se montre irremplaçable.

Néanmoins, utilisée de façon permanente dans le but illusoire de recharger l'organisme en magnésium, **le CHLORURE DE MAGNÉSIUM devient un agent destructeur du foie, du pancréas et du rein.**

Si l'on doit utiliser du magnésium à hautes doses, on utilisera du PIANTO DORÉ qui apporte du magnésium organique hautement assimilable et non toxique.

B. **Toutes boissons alcoolisées**

C. **Les stimulants**

- nicotine,
- théobromine,
- caféine,
- théophylline,

sont de terribles poisons du pancréas.

On ne considère pas assez l'usage des stimulants dans les causes du diabète infantile.

Je ne donnerai que les conseils alimentaires à appliquer seulement *si le thérapeute suivant l'enfant est d'accord.*

1. Réduire au maximum les apports de saccharose (sucre industriel) ainsi que les aliments qui en contiennent.
2. Bien fractionner sur plusieurs repas l'apport de glucides lents (céréales complètes, pain semi-complet, pommes de terre).
3. Utiliser très largement la *laitue* (d'origine biologique si possible).
4. Au milieu des trois repas, prendre :

   1/2 à 1 cuil. à café de POLLEN

en tenant compte de la quantité de glucides contenue dans le POLLEN
+
1/2 à 1 cuil. à café de LEVURE.

5. Boire une décoction de blanc et de radicelles de POIREAU non sucrée
ou
une infusion de COSSES DE HARICOTS non sucrée

6. Au milieu du repas du matin, prendre
1 comprimé P.O.P.

7. Supprimer totalement :
- le thé,
- le maté,
- le tabac,
- l'alcool,
- le café.

8. Réduire drastiquement le CHOCOLAT ; tolérance d'un carré en fin de repas.

9. Eviter totalement comme agent de réminéralisation ou comme agent d'apport magnésien :
la solution au CHLORURE DE MAGNÉSIUM à 20 %.

cancers et leucémies

Voir l'étude complète que j'y ai consacrée dans mon ouvrage *Super-régénération par les aliments miracles* (Albin Michel).

Bien qu'une partie des cas soit empruntée à l'observation des adultes, le lecteur trouvera de nombreux renseignements sur l'origine des cancers, l'alimentation à suivre et les signaux d'alarme qui concernent également les enfants et les adolescents.

comment faciliter l'étude et améliorer les résultats scolaires ?

Le cerveau, comme tous les organes, est tributaire de la richesse ou de la pauvreté, de la qualité ou de la déficience du sang.

Selon la nature et la composition du sang qui l'irrigue, le cerveau se trouve capable de fournir un travail normal ou un travail insuffisant ou un travail supérieur à la normale.

A une nutrition insuffisante correspond une diminution du rendement scolaire.

A une nutrition considérée comme normale correspond un rendement scolaire normal.

A une super-nutrition, c'est-à-dire un apport supplémentaire à la normale en phosphore, en magnésium, en calcium, en zinc, en manganèse, en complexes vitaminiques B, en vitamine C, en vitamine E, etc.,
correspondra un TRAVAIL SUPÉRIEUR À LA NORMALE.

En termes simples :
en supplémentant l'alimentation avec des nutriments spécifiques de l'énergie cérébrale, on pourra étudier plus facilement et plus longtemps avec une fatigue moindre.

La SUPER-NUTRITION permet non seulement d'améliorer la santé en général, mais d'AUGMENTER LE RENDEMENT INTELLECTUEL ET DÉCUPLER LA MÉMOIRE.

Il ne vient pas à l'esprit, et ce fait est regrettable,

QUE CE QUI EST SURMENAGE INTELLECTUEL POUR UN ENFANT RECEVANT UNE NOURRITURE DITE NORMALE, N'EST QUE TRAVAIL INTELLECTUEL NORMAL POUR UN ENFANT DONT L'ALIMENTATION EST SUPPLÉMENTÉE AVEC DES ALIMENTS SPÉCIFIQUES.

Quelle sera donc la conduite à tenir pour faciliter l'étude et augmenter les résultats scolaires, tout en améliorant la santé en général ?

1. L'enfant pratiquera régulièrement l'**exercice physique,** car *l'activité psycho-intellectuelle pure doit toujours être équilibrée par l'activité psychomotrice, c'est-à-dire l'exercice, sinon elle entraîne la destruction de la santé et la dégénérescence de l'homme.*
   Il faudrait inscrire cette loi de la vie au fronton de toutes les universités et de tous les collèges du monde.

2. Veiller à la *qualité et* à la *durée du sommeil.*

3. Adopter l'alimentation individualisée n° 3.

4. *Accompagner l'alimentation des nutriments spéciaux suivants :*

   • Vers 10 h 30 tous les jours
   1/2 à 1 comprimé ACEROLA PLUS

   • Milieu des trois repas (selon l'âge)
   2 à 5 comprimés GERMROLA
   \+
   1/2 à 1 comprimé P.O.P.

   • Milieu du goûter
   3 comprimés de PHOSROLA.

vous avez
un enfant inadapté,
comment pouvez-vous
l'aider ?

En plus des soins spécifiques des enfants retardés mentalement (écoles spécialisées, notamment), vous pouvez beaucoup pour améliorer la santé et l'évolution de votre enfant.

L'équilibre et la santé psychiques dépendent, pour l'enfant retardé comme pour l'enfant normal, de la nutrition des cellules cérébrales.

Or la qualité du sang et de la circulation cérébrale sont étroitement liées à l'alimentation.

Vous allez donc suivre les conseils suivants :

1. Vous éviterez strictement les destructeurs n° 1 de la cellule cérébrale à savoir :

   - le thé
   - le café
   - le maté
   - les boissons à base de cola
   - l'abus de cacao
   - toute boisson alcoolisée, même légèrement
   - le tabac [bien entendu pour l'adolescent(e)].

En effet, l'alcool, la nicotine, la caféine, la théobromine, la théophylline sont des poisons overtoniens à double solubilité ; ils pénètrent très facilement la membrane des cellules nerveuses et les détruisent insidieusement.

La stimulation passagère qui suit l'utilisation de ces stimulants traduit simplement la destruction de la cellule nerveuse.

2. *L'alimentation sera soigneusement équilibrée :*

Il faudra surtout éviter :

- les carences protidiques,
- les carences vitaminiques,
- les carences minérales,
- les carences en oligo-éléments.

Aussi adoptera-t-on l'alimentation multi-individualisée n° 2 ou n° 3.

N° 2 : si l'alimentation de l'enfant ne comprend pas habituellement d'aliment protidique au petit déjeuner.
ou
N° 3 : si l'alimentation de l'enfant comprend habituellement un aliment protidique au petit déjeuner.

3. *L'alimentation sera supplémentée avec les* SUPER-ALIMENTS *suivants :*

Milieu des trois repas
1/2 à 1 comprimé de P.O.P.
+
1/2 à 1 cuil. à café de POLLEN en pelotes
+
2 à 5 comprimés GERMROLA
+
2 à 5 comprimés PHOSROLA.

Cet apport extraordinaire en :
- complexes phosphorés,
- complexes magnésiens,
- complexes vitaminiques B,
- acides aminés.
- oligo-éléments.

est, en un mot, la totalité des éléments nécessaires à la vie et à la santé générale, et plus particulièrement à L'ACTIVITÉ DES CELLULES CÉRÉBRALES.

s'il s'agit d'un enfant mongolien

On ajoutera encore au milieu du petit déjeuner, selon l'âge :

1/2 à 1 comprimé d'ALGO-PUR.

L'enfant mongolien étant quasi systématiquement un *hypothyroïdien carencé en iode,* l'ALGO-PUR apporte l'iode à l'état naturel, rééquilibrant ainsi la thyroïde.

La thyroïde rééquilibrée entraîne rapidement chez l'enfant mongolien une amélioration du psychisme.

CE FAIT EST SI VRAI que je dispose de plusieurs observations d'enfants mongoliens allant dévorer en cachette les comprimés d'ALGO-PUR, quel que soit l'endroit où se trouve placée la boîte de comprimés d'algues ; un « flair » inexplicable semble guider l'enfant mongolien vers le flacon.

s'il s'agit d'enfant au retard psychomoteur

Nous conseillons *trois fois par semaine* des *massages prolongés dans* un *bain aux* ALG-ESSENCES.

Ces bains sont une combinaison de :

- réflexothérapie,
- hydrothérapie,
- thalassothérapie,
- phytothérapie,
- aromathérapie,
- minéralothérapie,
- vitaminothérapie.

Ils procurent rapidement

— une amélioration de la circulation générale ;
— une augmentation de la tonicité musculaire ;

— une recalcification et une reminéralisation générales,
— ces bains sont euphorisants.

s'il s'agit d'un petit être qui ne peut pas marcher

qui ne peut pas même se tenir debout sur ses petites jambes

après les massages et dans le bain

on le prendra sous les bras,
on le soulèvera très doucement en disant « Debout »,
on le laissera s'accroupir très doucement en disant « Assis »,
on le soulèvera en disant « Debout »,
on le laissera s'accroupir en disant « Assis ».

et cela **une cinquantaine de fois lors de chaque bain.**

Il ne faut ménager ni son temps ni sa peine et l'on aura le plaisir, la surprise, au bout de quelques mois, de sentir, provenant des jambes de l'enfant, une petite impulsion.

Ce jour-là, c'est gagné ; ce sera le miracle de l'amour...

le mythe
des protéines végétales

Nous avons cru essentiel d'introduire dans ce livre *Plus jamais d'enfants malades,* un chapitre sur les protéines végétales.

Nous avons vu en vingt ans de pratique un tel nombre d'enfants HANDICAPÉS À VIE PAR LA THÉORIE DE L'ALIMENTATION VÉGÉTALIENNE (uniquement à base de végétaux avec exclusion totale des aliments protéiques d'origine animale : viandes, poissons et même œufs, fromages), qu'il nous tient particulièrement à cœur d'écrire ce chapitre.

Mais voyons quels sont les arguments avancés en faveur des protéines végétales.

Les protéines végétales seraient plus saines que les protéines animales

1. Elles n'apporteraient pas de PURINES transformées dans l'organisme en acide urique.
2. Elles sont exemptes de CHOLESTÉROL, véritable poison pour l'organisme.
3. Les protéines animales : viandes et poissons surtout, apporteraient des poisons de putréfaction : CADAVÉRINE, PUTRESCINE, PTOMAÏNES, etc.
4. Les protéines animales, ou plus exactement les aliments protéiques d'origine animale, font courir à l'organisme le risque de SURCHARGE PROTÉIQUE.
5. Enfin, sachant que contrairement aux protéines animales, les protéines végétales sont INCOMPLÈTES (le soja est carencé en lysine, le sésame en méthionine), il y aurait COMPLÉMEN-

TARITÉ CÉRÉALES-LÉGUMINEUSES, c'est-à-dire que l'association à un même repas de céréales et de légumineuses permettrait de couvrir tous les besoins en acides aminés de l'organisme.

6. Toutes les vitamines se trouvent dans les végétaux.
7. Il existe des animaux STRICTEMENT VÉGÉTALIENS.
8. Anatomo-physiologiquement, l'homme est organisé pour se nourrir de végétaux.
9. Après un temps d'adaptation et de désintoxication, l'alimentation strictement végétale est vectrice de santé parfaite.
10. Dans les mêmes conditions climatiques, les peuplades vivant d'une alimentation à prédominance végétale se portent mieux que celles où l'alimentation est carnée.
11. Avec l'industrialisation et l'augmentation de la consommation de viande, se superpose l'augmentation du cancer.

le mythe des purines

Dire que les protéines végétales n'apportent pas de purines est une affirmation totalement fausse.

Les *légumineuses* sont *extrêmement chargées en purines* (transformées en acide urique dans l'organisme).

Le *soja* contient *deux fois plus de purines que la viande de porc.*

Les *levures,* si utilisées en alimentation végétalienne, contiennent à poids sec égal *50 fois plus de purines que la viande.*

Quant aux *thé, café, maté, cacao* (souvent consommés à haute dose par le végétalien en état de malnutrition), leur *teneur en purines est considérable :*

un kilogramme de thé sec apporte autant de purines que six mille litres de lait de vache.

Les viandes (abats exceptés), apportent 80 à 160 mg de purines pour 100 grammes, ce qui est une quantité très faible, parfaitement transformée en acide urique et éliminée par l'organisme.

le mythe du cholestérol

Dire que le cholestérol est un poison est un non-sens doublé d'une absurdité scientifique ; le cholestérol sert de base à l'élaboration de nombreuses vitamines — D 3 notamment —, de nombreuses hormones — sexuelles en particulier —, il est indispensable aux échanges cellulaires, etc.

Les apports de cholestérol n'ont rien à voir avec la teneur en cholestérol de l'organisme.

En effet, *si votre alimentation est riche en lipides animaux et cholestérol, mais que le totum calorique journalier reste en deçà de vos besoins, les lipides et le cholestérol seront oxydés et il n'y aura pas accumulation.*

Par contre, même si votre alimentation est strictement végétale mais que la consommation en céréales, oléagineux, légumineuses est *supérieure à vos besoins calorifiques journaliers,* non seulement vous ferez de l'hémogliase par excès de glucides, mais encore vous fabriquerez en masse du cholestérol et des lipides de mauvaise qualité *(témoin la teneur à 3 ou 4 grammes de cholestérol et les taux de lipides « catastrophiques » retrouvés fréquemment chez des* PURS *végétaliens.*)

Vouloir une alimentation végétale pour éviter les perturbations sanguines de la série lipidique est une illusion absolue.

Ce qui compte, c'est **la norme calorique journalière individuelle.**

Quelle que soit l'alimentation, végétalienne ou non, si on dépasse la norme calorique journalière individuelle, c'est la porte ouverte aux maladies cardio-vasculaires.

D'ailleurs la teneur en cholestérol du sang, pour présumer d'une éventuelle atteinte cardio-vasculaire, semble un indice peu fiable.

Dans l'ouvrage *Super-nutrition* de Richard Passwater publié chez Buchet/Chastel, nous extrayons les lignes suivantes :

« Les Indiens du Nord mangent surtout de la viande et des laitages, quantité de graisses animales, du beurre et du lait ; ils mangent dix fois plus de graisses au total que leurs voisins du Sud qui consomment essentiellement des graines poly-insaturées et pratiquement pas de cholestérol.

« Et dans la petite quantité de graisses consommées par les Indiens du Sud, 44 % sont poly-insaturées (rapport 0,8).

« Cette étude, on sera probablement déjà surpris de l'apprendre, a montré que les Indiens du Nord comme du Sud ont des taux de cholestérol normaux.

« *Mais n'est-il pas plus étonnant encore que les Indiens du Sud dont le régime est à basse teneur en cholestérol, ont quinze fois plus de maladies cardiaques que les Indiens du Nord dont le régime est à haute teneur en cholestérol.* »

Comme nous le constatons, les Indiens du Nord consomment dix fois plus de graisses (surtout animales), que les Indiens du Sud et font quinze fois moins de maladies cardio-vasculaires.

Pourtant les Indiens du Sud et du Nord ont la même activité, boivent la même eau.

Mais il serait intéressant de comparer le TOTUM CALORIQUE JOURNALIER des Indiens du Nord et des Indiens du Sud.

le mythe des ptomaïnes et putrescines

Lors du stockage de végétaux (arachides, céréales, pommes, etc.) dans de mauvaises conditions, se développent des moisissures induisant des toxines d'une toxicité et d'un pouvoir cancérigène effrayant (aflatoxine, patuline, etc.).

Lors du stockage de la viande et du poisson dans des conditions d'hygiène et de température trop élevée, la putréfaction intervient rapidement avec naissance de poisons (putrescine, ptomaïnes, etc.), ce qui dans le passé, par ignorance, a causé des intoxications mortelles.

Mais aujourd'hui, parler de l'intoxication par les ptomaïnes, les putrescines, alors que de la production *à la consommation interviennent les « chaînes réfrigérantes »*, relève d'une absence des plus élémentaires connaissances.

Faut-il aussi faire remarquer que certaines protéines animales, tels les œufs, se conservent plusieurs jours (même sans réfrigération), sans subir la moindre putréfaction ; un œuf de dix jours mis à couver permet la naissance du petit poussin.

le mythe de la surcharge protéique

Dans notre pratique, nous avons eu le cas d'un paysan sarthois qui, vers *5 heures le matin,* consommait avant d'aller à la traite un bol de lait + pain + saucisson.

Vers *8 heures,* il faisait un petit déjeuner « normal » : café au lait + pain et rillettes.

Dans la *matinée,* il grignotait un peu de viande fumée et un doigt de « rouge » pour se donner du courage.

Son *déjeuner* était composé de pâté + rillettes + légume + viande + fromage + tarte aux fruits *ou* crème aux œufs et au lait + un « petit litron de rouge » + café.

Quant au *goûter « léger »*, il se composait d'un bol de lait caillé + un peu de viande fumée + du pain + 2 verres de « rouge ».

Le soir, disait-il, « il faut dormir l'estomac vide : juste une soupe de légumes avec un verre de " rouge " dans le potage " pour donner du goût "... »

Est-il nécessaire de préciser que notre homme était atteint d'urémie, uricémie, hypertension ?

Mais se baser sur de tels exemples pour laisser entendre que les protéines animales sont dangereuses, relève de la plus haute fantaisie.

Oser déclarer, comme certains naturopathes ou naturothérapeutes, que 100 g de viande *ou* poisson *ou* fromage *ou* œufs aux repas de midi et du soir, pour un adulte ou même un enfant, constituent une surcharge, est une erreur manifeste.

En effet, **l'organisme a besoin d'une protéine d'origine animale (œufs *ou* fromage *ou* viande *ou* poisson) midi et soir si l'on veut obtenir tonus et santé.**

Pour un individu normal, dans ce cas, pas la moindre surcharge protéique possible.

le mythe de la complémentarité céréales-légumineuses

Les céréales contiennent 7 à 14 % de protéines, les oléagineux 15 à 20 %, les légumineuses 20 à 40 %.

Malgré cela, aucune protéine végétale n'est complète : le soja est carencé en méthionine, le sésame en lysine…

Pour obtenir la totalité des acides aminés DANS SON ASSIETTE, les analyses ont prouvé qu'il faut associer légumineuses et céréales.

Dans ces conditions, tous les acides aminés seraient présents.

C'est sur cette considération que se basent les adeptes d'une alimentation végétalienne ou macrobiotico-végétalienne pour justifier leur alimentation.

Malheureusement, en l'occurrence, LA VÉRITÉ ANALYTIQUE N'A RIEN À VOIR AVEC LES NÉCESSITÉS PHYSIOLOGIQUES.

En effet, les acides aminés d'origine végétale sont enfermés dans un coffret de fibres (lignines, cellulose, hémicelluloses, etc.) et le tube humain n'a ni les sécrétions, ni les diastases, ni la flore nécessaires à l'extraction correcte et suffisante des acides aminés végétaux, d'où les effroyables carences que l'on connaît malgré la présence de la totalité des acides aminés.

Ainsi que je le faisais remarquer il y a déjà plus de quinze ans (voir « Cours d'alimentation individualisée »), le trésor est là (acides aminés), mais enfermé dans un coffre-fort (contexte fibreux) et nous n'avons pas la clef (sécrétions, diastases, flore correcte) pour ouvrir le coffre-fort.

Cela est d'autant plus grave que **l'humain nourri uniquement de végétaux voit rapidement son potentiel digestif s'affaiblir par excès de glucides.**

Il suffit de constater *l'haleine des véritables végétaliens et des macrobioticiens-végétaliens qui exhalent en permanence des relents alcooliques* (odeur de whisky due aux fermentations amylacées dans le tube digestif), plus important que les « fêtards » occasionnels de réveillon...

Quant au bébé nourri aux protéines végétales, et en particulier le bébé nourri au « lait » de soja, il suffit de sentir (on croit entrer dans un poulailler) *ses selles pestilentielles et de voir son abdomen hyperdilaté sur un tronc squelettique, pour savoir à quel effort surhumain est soumis son pauvre appareil digestif.*

Ce sont, en effet, les aliments protéiques animaux qui activent la sécrétion en acide chlorhydrique de l'estomac.

Dès l'instant où il y a manque de ces aliments, l'hypochlorhydrie s'installe.

Or, c'est l'acide chlorhydrique qui déclenche au niveau duodénal la sécrétion de trois hormones, à savoir :

- la cholecystokinine commandant la vidange de la vésicule ;
- la pancréozymine commandant la sécrétion enzymatique du pancréas ;
- la sécrétine commandant la sécrétion aqueuse et bicarbonatée du pancréas.

L'hypochlorhydrie par carence en aliments protéiques animaux est donc un facteur essentiel de maldigestion du bol alimentaire végétal, donc un facteur aggravant encore la carence protéique.

le mythe de la totalité des vitamines dans les végétaux

L'alimentation végétalienne ne contient pas (ou très peu) de complexe vitaminique B 12.

Certes, elle apporte les éléments (cobalt, cuivre) nécessaires à la synthèse hépatique, mais tous les foies sont-ils capables de cette synthèse ?

Ne faut-il pas voir là, avec la carence protéique, l'explication de l'anémie larvée, de la débilité des enfants strictement végétaliens ?

L'élément vitaminique D 3 (C 27-H 44-0) est le seul élément D dont l'organisme a besoin.

Il est contenu dans les œufs, les fromages, les fruits de mer, mais **n'existe pas dans les végétaux.**

L'enfant végétalien ne trouve dans son alimentation que des complexes vitaminiques contenant l'élément D 2 ou ergostérol irradié (C 22-H 44-0), peu ou pas utilisé par l'organisme humain.

C'est, avec la carence protéique, l'origine des retards staturaux, de la déminéralisation, du rachitisme de l'enfant strictement végétalien.

le mythe des animaux strictement végétaliens

Observons les animaux :

Le granivore, c'est-à-dire l'oiseau, mange des graines, un peu de fruits, des insectes vivants. Les insectes vivants sont l'alimentation exclusive de l'oisillon.

Le carnivore,
bien sûr, se nourrit de chair et de végétaux trouvés dans les viscères de sa proie.

L'herbivore,
mange de l'herbe ainsi que les insectes et œufs d'insectes contenus dans l'herbe.

Or ces insectes et œufs lui sont indispensables.

Si l'on alimente une jument gravide avec du foin dépoussiéré, privé des insectes et œufs d'insectes, elle met au monde un poulain présentant de l'ostéomalacie et de l'atrophie des parathyroïdes.

Le frugivore (orangs-outangs, gorilles, grands singes en liberté dans la nature),
se nourrit à 70-80 % de fruits, oléagineux, racines, bourgeons, pousses vertes, manioc, céréales à l'état laiteux et 20-30 % d'œufs d'oiseaux, d'insectes vivants, de fruits de mer, d'oisillons au nid, de petits mammifères attrapés à la course.

Les orangs-outangs, les gorilles, grands singes en liberté sont, dans l'observation des faits comme l'ours, le sanglier, la plupart des oiseaux, de véritables omnivores.

A la saison des pluies, le grand singe casse des tiges de bambou, les humecte de salive, les plonge dans les termitières. Les termites se collent à la salive, ils retirent le bambou et mangent avec délice ces termites.

Au bord des côtes chaudes, le grand singe attend la marée basse pour ramasser les fruits de mer dont il se délecte. Or l'homme aurait la même anatomo-physiologie digestive que le grand singe.

Il doit donc manger un peu de protéines animales, sinon il perd sa vitalité.

De plus, ayant quitté son climat originel, travaillant à des rythmes antibiologiques, l'homme doit garder impérativement des protéines d'origine animale dans son alimentation.

Ainsi, un animal herbivore, malgré sa physiologie digestive et sa flore spéciale, ne peut se passer d'aliments protéiques d'origine animale, témoin la gestation dramatique de la jument gravide privée d'insectes et œufs d'insectes.

le mythe de l'homme végétalien ainsi que le prouverait l'anatomo-physiologie comparée

La vache a quatre estomacs dont la panse dans laquelle l'herbe absorbée reste plusieurs heures et où siège *un véritable élevage de bactéries et levures.*

Dans cette poche, l'herbe est elle-même en majeure partie transformée en bactéries et levures.

C'est le résultat de cette transformation (bactéries et levures), et non plus seulement de l'herbe qui revient dans la bouche de la vache lors de la rumination.

Le lapin place son élevage de bactéries dans le cæcum ; là, les déchets de la digestion sont partiellement transformés en bactéries.

Ce qui est inutilisé est rejeté dans le côlon et éliminé dans la journée sous forme de *crottes dures que le lapin délaisse.*

La nuit, par contre, il élimine des *crottes molles (paquets de bactéries formés dans le cæcum) qu'il réabsorbe ensuite.* Si on élève un lapin soumis à l'alimentation naturelle sur un treillis par lequel tombent les crottes molles, *le lapin crève, faute de se nourrir de ses crottes.*

Osera-t-on prétendre que l'homme vis-à-vis des protéines possède la même physiologie que l'herbivore ?

le mythe de la santé parfaite après les temps d'adaptation et désintoxication

Cette assertion est fausse ; les seuls individus qui, soumis à l'alimentation végétale gardent la santé, sont ceux qui mentent effrontément (la plupart cachent ce qu'ils mangent : des œufs et du fromage à l'insu des autres membres de la famille).

Par contre, chez le véritable végétalien, chez le végétalien sincère, s'installent avec l'amaigrissement, la dénutrition, l'anémie, et avec le temps, une sorte de bien-être extraordinaire où l'individu *semble « flotter dans l'air », où il semble devenir insensible aux « contingences de ce monde »*.

A ce stade, l'individu devient totalement imperméable aux mises en garde ; *un sourire angélique nuancé d'une certaine commisération accueille tous les avertissements :*

C'EST L'IVRESSE DE DÉNUTRITION ainsi que je l'ai nommée.

Elle est causée par la **carence protéique au niveau cérébral.**

Toutefois,

Qu'il y ait des enfants ayant une croissance satisfaisante en étant nourris uniquement de « laits végétaux », c'est absolument sûr.

Qu'il y ait des adultes en pleine santé avec une alimentation végétale très diversifiée, c'est certain.

Mais cela représente une très faible minorité ; SEULS 5 % APPROXIMATIVEMENT DES INDIVIDUS PEUVENT EXTRAIRE DES VÉGÉTAUX SUFFISAMMENT D'ACIDES AMINÉS POUR BÂTIR LEURS TISSUS.

95 % des autres individus, après un laps de temps de quelques semaines à quelques années, subissent dans leur organisme des dégâts irréparables. Nous ne comptons plus ces enfants chétifs, amaigris à l'extrême, décalcifiés, anémiques, le ventre énorme, le thorax et les membres squelettiques, véritable vision apocalyptique dans un monde d'abondance.

Beaucoup de ces enfants meurent chaque jour dans le silence des dogmes et des « Dieux-Diététiciens », qu'il ne faut pas offenser.

En ai-je vu en vingt ans de pratique, de ces pauvres nourrissons, le corps décharné par l'autolyse protéique, sacrifices sans risques (car la justice française et étrangère ne connaît pas encore ce crime), sur l'autel monstrueux du végétalisme ou de la macrobiotique totalement végétalienne.

En ai-je vu de ces adolescents pâles comme des morts, aux membres fragiles comme du verre, incapables d'efforts physiques et intellectuels, de pauvres gosses de 17 ans pesant 35 kg.

En ai-je assez vu de ces adultes à 9 de pression artérielle maxi, à 2 800 000 globules rouges, ayant juste assez de muscles pour tenir leurs 35-45 kg et à peine assez d'énergie pour s'exprimer dans un souffle...

J'ai encore le souvenir de cette pauvre jeune fille ayant subi le crudivorisme, l'alimentation sheltonienne, la macrobiotique, le végétalisme, et qui traîna son 1,60 m et ses 20 kg jusqu'à mon cabinet...

J'ai encore souvenir de cette petite danseuse de 17 ans morte sur scène, sacrifiée sur l'autel du fruitarisme.

J'ai encore à l'esprit ce bébé de Saint-Jean-de-Braye si décharné que je me demande encore comment la vie pouvait s'y abriter.

Je sens encore son haleine pestilentielle due aux fermentations par excès d'amylacés et d'oléagineux.

Quand je pense qu'il me fallut plusieurs mois pour persuader les parents de donner des œufs et du fromage et que c'est seulement au « bord de la tombe » que les parents se décidèrent.

L'alimentation strictement végétalienne conduit :

en théorie, selon la mystique des chefs d'école ou selon des considérations pseudo-scientifiques aberrantes, à la SANTÉ et à la SPIRITUALITÉ. **Mais, en réalité, elle conduit le bébé :**

— parfois à la DÉBILITÉ MENTALE par carence en certains amino-acides indispensables au développement cérébral ;
— souvent l'ARRÊT DE CROISSANCE de longue durée (carence protéique et phospho-calcique D 3) ;
— quelquefois à la MORT (surtout s'il y a carence quasi totale de protéines non seulement animales mais végétales) ;
— 9 fois sur 10 à des séquelles à vie.

L'enfant

— très souvent à l'ARRÊT DE CROISSANCE d'une durée de plusieurs mois à plusieurs années ;
— très fréquemment à l'ANÉMIE GRAVE ;
— toujours à l'HYPOTONIE MUSCULAIRE ;
— très fréquemment à la DÉCALCIFICATION DES DENTS ET DU SQUELETTE ;
— toujours à l'AMAIGRISSEMENT IMPORTANT ;
— très souvent à l'ASTHÉNIE EXTRÊME ;
— fréquemment au REFOULEMENT PSYCHOLOGIQUE.

L'adulte

— très fréquemment à ŒDÈME DES JAMBES FONTE MUSCULAIRE IMPUISSANCE FRIGIDITÉ AMÉNORRHÉE	par carence protéique
— DÉMINÉRALISATION DÉCALCIFICATION	par carence phospho-calcique D 3.
IRRITABILITÉ ASTHÉNIE PRONONCÉE	par l'ensemble des carences.
ANÉMIE	par carence protéique et B 12
DERMATOSES CATARRHES TUMEURS	en rapport avec les excès amylacés.
SECTARISME	Il croit détenir la vérité et considère l'opinion d'autrui avec un certain mépris.

Qu'il est triste de penser que des idéalistes utilisant de façon partiale des connaissances physiologiques mais dépourvus de tout sens critique d'observation, puissent par leur talent d'orateur et leur personnalité, exercer une séduction morbide sur des foules à la recherche d'un mieux-être, et sous couvert de leur Doctrine avec un grand D comme Diététique ou comme Dieu, conduire des dizaines de milliers de personnes vers la déchéance physiologique consentie dans l'aliénation quasi mystique.

Voir les illustrations, photographies dans le livre *Folie et sagesse des médecines naturelles* de R. Masson (Albin Michel).

le mythe, à conditions géobiologiques égales, de la supériorité d'une alimentation végétale

La tribu des Massaï (Kenya) est composée de sujets grands, forts, se nourrissant *de lait, de sang cru défibrinisé et de viande. Leur dentition est splendide, leurs facultés intellectuelles sont développées ; ce sont d'excellents médecins et vétérinaires vivant essentiellement de l'élevage et de la chasse.*

Les Kikuyu qui sont leurs voisins, sont plutôt *des agriculteurs, vivant principalement de patates, céréales, millet, haricots et bananes.*

Ils sont *beaucoup moins beaux physiquement que les Massaï et quoique peu atteints, ils sont moins exempts de caries dentaires que dans la tribu des Massaï.*

(Voir A. Misserand, *A la recherche de l'homme,* Librairie Istra.)

Signalons encore que, selon certains auteurs, les Massaï sont capables de performances olympiques sans entraînement...

le mythe de la progression du cancer superposable à celle de l'alimentation carnée

Si c'était l'augmentation de la consommation de viande qui était responsable de la progression du cancer, comment expliquer que *les Esquimaux qui se nourrissaient uniquement de viande et de graisses avant d'être touchés par la civilisation, ignoraient totalement le cancer ?*

Comment expliquer également que la tribu des *Massaï et autres peuplades à alimentation très carnée, mais isolées de la civilisation, ignorent le cancer?*

Si la viande était la cause fondamentale du cancer, comment expliquer *la fréquence du cancer chez les végétaliens?*

Il s'agit en fait de l'interprétation éhontée d'une statistique; ce qu'il faut oser dire, c'est que partout dans les régions industrialisées, *si la consommation de viande est multipliée par trois, celle des céréales raffinées l'est aussi, celle du saccharose industriel est multipliée par cent, celle de l'alcool par dix, celle du tabac par mille, celle des additifs de synthèse (colorants, aromes, poudres à lever, etc.), des pesticides, fongicides, herbicides, parasiticides, par un million.*

Sans oublier les carences en fibres alimentaires, la suralimentation globale, la sédentarité, etc.

Mais savez-vous, amis lecteurs, que la conduite d'une 2CV fait pousser la barbe???...

En effet, on a constaté que 70 % des conducteurs de 2CV étaient barbus...

Ah! que c'est beau l'interprétation d'une statistique...

le point sur les divers crudivorismes

Sous différentes formes et appellations, le crudivorisme (alimentation crue) se répand de plus en plus.

Mais parler de crudivorisme n'a aucun sens car il y a crudivorisme et crudivorisme...

Tout d'abord être crudivore, c'est dériver vers le tube digestif une somme énorme d'énergie vitale dont ne sont pas capables bien des individus, en fonction de l'énergie considérable monopolisée par le cortex cérébral, même en admettant qu'il s'agisse d'un crudivorisme équilibré associant selon nos conceptions à au moins deux repas journaliers : crudités légumes + céréales germées + viande crue ou poisson cru ou œufs ou fromage blanc, il faut souligner que *le crudivorisme n'est possible que pour les individus à* CORTEX HYPOSOLLICITÉ *par une voie idyllique où la quasi-totalité de l'énergie vitale peut être polarisée au niveau du tube digestif.*

Le crudivorisme est par contre très dangereux pour l'homme moderne monopolisant au niveau du cortex une grande partie de l'énergie vitale. Pour ce dernier, le crudivorisme entraînera des troubles digestifs graves. Il faut savoir que si l'homme de la rue, malade, prend de l'*exercice, s'il réduit intelligemment les quantités alimentaires dans le respect de l'équilibre, s'il réduit les stimulants, il retrouvera 99 fois sur 100 la santé, cela sans parler de crudivorisme.*

Bien entendu, l'homme qui vit au repos sur une île du Pacifique, n'ayant pour activité que la pêche, la cueillette des fruits, le ramassage des tubercules, « profite » pleinement du crudivorisme.

Mais l'homme contemporain, dont l'énergie vitale est sollicitée de façon intense et multi-directionnelle, ne peut sans une adaptation extrêmement modulée « virer » vers le crudivorisme.

En admettant que tous les paliers de progression soient respectés, il y a crudivorisme et crudivorisme : **celui qui détruit la santé, celui qui peut la restaurer :**

EXEMPLE N° 1.

Matin
Fruit.

Midi
Crudités variées + œufs *ou* fromage blanc *ou* fruits de mer *ou* oléagineux.

17 h
Fruit.

Soir
Même repas que celui de midi.

critiques

Système comprenant une ration extrêmement réduite de glucides ayant pour conséquences *la fonte graisseuse et le risque d'acétonémie. De plus, les aliments protéiques absorbés sans farineux ne sont pas assimilés, d'où fonte musculaire, anémie, fatigue, hypotension, impuissance, frigidité, aménorrhée de carence.*

Dans ce système pratiqué en France sous le nom d'alimentation « spécifique et naturelle », la quasi-absence de céréales aux repas entraîne une faim permanente. Pour calmer sa faim, l'adepte mange entre les repas une quantité considérable de fruits aqueux, ce qui conduit rapidement (voir *Folie et sagesse des médecines naturelles,* Albin Michel), **à la déminéralisation et à la décalcification, ainsi qu'à la dévitalisation générale.**

EXEMPLE N° 2

Matin
Fruits secs.

Midi
Crudités variées + viande crue *ou* poisson macéré dans du jus de citron *ou* œufs *ou* fromage blanc.

17 h
Fruits frais.

Soir
Céréales crues germées.

critiques

Dans ce système, la ration de glucides est suffisante mais les aliments protéiques sont absorbés à des repas ne comprenant pas d'aliments farineux. Or, dans ce cas, les acides aminés nés de la digestion des aliments protéiques ne servent pas à la synthèse des tissus mais sont transformés en glucose (sécrétion nettement plus importante de glucagon que d'insuline).

(Pour plus de détails, voir Professeurs G. Tchobroustsky et B. Gui-Grand, *Nutrition, métabolisme et diététique,* Paris, Flammarion/Médecine.)

Cette erreur va entraîner *la fonte musculaire, l'hypotension, la frilosité, l'anémie, la déminéralisation, l'impuissance, la frigidité,* etc.

EXEMPLE N° 3

Matin

Céréales crues non germées + fruits frais.

Midi et soir

Crudités + céréales crues non germées
+
repas végétarien : œufs crus *ou* fromage blanc
repas non végétarien : œufs crus *ou* fromage blanc *ou* viande crue *ou* poisson cru
+ fruits frais.

critiques

Dans ce système, au cours des trois repas, nous trouvons des céréales crues *non germées;* l'amidon non dextrinisé par la germination est hautement indigeste et, même si la mastication et l'insalivation sont suffisantes, la prise de fruits (acide citrique, malique, tartrique) en même temps que les céréales peut inactiver l'amylase salivaire, d'où *fermentations alcooliques et acides avec flatulences gastro-intestinales et probablement dermatose ou catarrhe.*

De plus, les aliments protéiques ne sont pas assimilés car non associés aux aliments glucidiques.

EXEMPLE N° 4

Matin

Fruits secs.

Midi
Au choix et à volonté : bananes, miel, oléagineux, fruits crus, légumes crus, céréales crues.

Soir
Au choix et à volonté : bananes, miel, fruits crus, légumes crus, céréales crues, viande séchée, jaunes d'œufs, poisson cru.

critiques

Dans ce système, seul le repas du soir comprend des aliments protéiques d'origine animale ; or, pour la plupart des individus, il est nécessaire que ces aliments apparaissent midi et soir (voir matin, midi et soir pour certains sportifs), sinon *la fatigue, l'hypotension, l'anémie, la fonte musculaire, la diminution du potentiel sexuel s'installent.*

De plus dans ce système, le miel est pris à volonté avec d'autres aliments, ce qui immanquablement va provoquer, par ralentissement digestif (voir chapitre : « Une cause essentielle dans la genèse des maladies : l'indigestion chronique, *Super-régénération par les aliments miracles,* Albin Michel) *angines, amygdalites, bronchites et autres catarrhes ou infections des voies respiratoires.*

Un naturopathe parisien conseille cette forme de crudivorisme ; ses patients qui sont ensuite venus me consulter souffraient d'infections variées des voies respiratoires, rhinite, bronchite, sinusite, etc., PRIS À TORT POUR DES CRISES DE DÉSINTOXICATION.

EXEMPLE N° 5

Matin
Fruits secs.

Midi et soir
Au choix et à volonté : bananes, miel, fruits secs, céréales crues, oléagineux, fruits crus, légumes crus, poisson cru, viande crue, jaunes d'œufs.

critiques

Dans ce système il y a *midi et soir* crudités variées + aliments glucidiques + aliments protéiques d'origine animale.

Ce système est parfaitement équilibré ; aucune carence n'est possible dans la mesure où l'individu n'a pas « l'appétit coupé » par ce type d'alimentation.

Néanmoins, les mélanges abracadabrants et notamment la présence du miel à volonté, la présence de fruits secs avec des fruits frais et des céréales à un même repas va produire, chez la plupart des individus, *catarrhes et infections des voies respiratoires : angines, amygdalites, sinusites, otites, bronchites, laryngites, etc.*

Rappelons que le miel n'est acceptable que pris seul en repas exclusif et seulement pour les individus à « haut pouvoir digestif ».

Nous constatons l'extrême difficulté d'une alimentation crudivore.

Personnellement, nous ne conseillons pas le crudivorisme, mais *si un patient exigeait de nous la prescription d'une alimentation crudivore, nous conseillerons alors l'alimentation crudivore suivante :*

EXEMPLE N° 6

Matin
Fruits secs.

Midi et soir
Crudités légumes variés + céréales germées
+
repas végétarien : œufs *ou* fromage blanc
repas non végétarien : œufs *ou* fromage blanc *ou* viande crue *ou* poisson cru macéré dans du jus de citron.

17 h
Fruits frais.

Dans cette méthode

1. La ration est équilibrée.

2. Les fruits frais sont pris loin des repas comprenant des céréales ; on évite l'antagonisme essentiel fruits-céréales.

3. Les céréales sont absorbées avec les aliments protéiques ; dans ce cas les acides aminés nés de la digestion des aliments protéiques sont utilisés à la restauration ou à la construction cellulaires (sécrétion nettement plus importante d'insuline que de glucagon).

(Pour plus de détails, se reporter à l'ouvrage déjà cité : *Nutrition, métabolismes et diététique.*)

4. Cette méthode est assez dissociée (fruits-céréales) pour permettre une digestion aisée mais pas trop cependant (aliments protéiques et céréales ne le sont pas) pour ne pas perturber le métabolisme des acides aminés.

En conclusion, le *crudivorisme mal équilibré entraîne au niveau de la santé des désordres nutritionnels voisins de la cachexie* (j'ai vu de nombreux exemples), mais un crudivorisme très bien équilibré, *auquel on parvient palier par palier, peut décupler le potentiel vital et entraîner la guérison de maladies considérées comme incurables.*

Néanmoins, nous ne pensons pas comme beaucoup que ce soit le fait de manger complètement cru qui soit le mécanisme guérisseur, notamment lors de la guérison de certains cancers.

Nous pensons que la guérison dans ces cas est due à :

1. *une réduction drastique des quantités alimentaires* (témoin l'amaigrissement du crudivore) ;

2. *une suppression des stimulants* (thé, maté, café, cacao, tabac, alcools, cola) ;

3. *une suppression des fritures et fumures ;*

4. *une suppression en général des additifs de synthèse.*

La meilleure preuve que *la réduction des quantités alimentaires et la suppression des stimulants* sont les véritables mécanismes guérisseurs, c'est que pendant la guerre 1939-1945 dans les camps de concentration allemands avec l'alimentation CUITE MAIS TRÈS MESURÉE ET SANS STIMULANTS suivante :

Matin
Ersatz de café.

Midi
Soupe de rutabagas ou de choux.

Soir
100 g (approximatifs) de pain avec de la margarine.

les personnes qui à leur incarcération étaient porteuses d'un cancer ont vu le plus souvent *leur cancer se stabiliser et parfois guérir, cela malgré le déséquilibre alimentaire et les conditions psychologiques que l'on connaît.*

Notre conception nuancée de l'alimentation naturelle, équilibrée, mesurée, digeste et individualisée nous permet de guérir souvent, d'améliorer toujours sans entraîner *l'irritabilité et les perturbations psychologiques graves mais toujours inavouées d'un crudivorisme même équilibré, au demeurant exceptionnel dans la pratique.*

l'alimentation individualisée
ou
multi-diététique

alimentation individualisée
n° 1

MATIN

bouillie au lait avec aliment Holle-Demeter.

MIDI ET SOIR

purée de légumes et pommes de terre *contenant, incorporé :* 80 g (le volume d'un œuf environ) de : poisson *ou* viande *ou* fromage à pâte cuite *ou* 1 œuf

+

1 cuil. à soupe de jus de légumes fraîchement pressés, lequel jus de légumes sera remplacé progressivement par des crudités (sauf tomates)

+

progressivement : flan vanille ou praliné *ou* tarte aux fruits cuits

+

eau de Volvic ou Mont-Roucous.

A ces repas, seront évités :

fruits • tomates • yaourts • fromage blanc • miel

17 H

lait *ou* yaourt non sucré *ou* fromage blanc non sucré
+
1 cuil. à soupe de jus de fruits fraîchement pressés, lequel jus de fruits sera remplacé progressivement par un peu de fruit.

A ce repas, seront évités :
pain • bananes • biscottes • miel

alimentation individualisée n° 2

Si possible : exiger des aliments non seulement COMPLETS mais ayant une ORIGINE BIOLOGIQUE, c'est-à-dire sans engrais chimiques ni pesticides de synthèse.

Supprimer : tabac, vin, bière, cidre, apéritifs, digestifs, boissons à base de cola, café, café au lait, thé, maté, limonade, sirops, sodas, confitures, potages, conserves du commerce, confiseries du commerce, charcuteries du commerce, bonbons, margarines, chewing-gum, mueslis, pain d'épice, céréales crues, aliments réchauffés, petits déjeuners composites, sauces fermentées au soja, eaux adoucies, eaux très minéralisées, graisse de coprah, lait UHT.

PETIT DÉJEUNER

teinté de lait ou non :
infusion *ou* chicorée *ou* malt *ou* Bambu *ou* Caro *ou* Pionnier *ou* cacao non composite
+
pain semi-complet *ou* blanc
+
un peu de beurre

DÉJEUNER ET DÎNER

crudités variées *ou* salade verte en début de repas
+
légumes verts cuits *ou* pommes de terre *ou* pâtes *ou* riz *ou* autres céréales
+
viande *ou* poisson *ou* œufs
+
fromages OU dessert [flan diététique, vanille ou praliné, crème caramel, tarte aux fruits cuits, semoule au lait, riz au lait, sablés diététiques, une barre de chocolat, sorbet (rarement)]
+
Volvic nature *ou* Mont-Roucous nature
+
préparée avec eau Volvic *ou* Mont-Roucous si possible : infusion.

A ces repas, éviter :

jus de fruits • fruits • tomates crues ou cuites et sauce • melon • pamplemousse • fruits secs • miel • yaourts • fromage blanc • banane.

17 H

fruit
+
fromage blanc *ou* autre fromage *ou* 1 œuf.

A ce repas, éviter :

pain • biscottes • fruits secs • miel • bananes • gâteaux • gâteaux secs • sucre.

alimentation individualisée n° 3

Si possible : exiger des aliments non seulement COMPLETS mais ayant une ORIGINE BIOLOGIQUE, c'est-à-dire sans engrais chimiques ni pesticides de synthèse.

Supprimer : tabac, vin, bière, cidre, apéritifs, digestifs, boissons à base de cola, café, café au lait, thé, maté, limonade, sirops, sodas, confitures, potages, conserves du commerce, confiseries du commerce, charcuteries du commerce, bonbons, margarines, chewing-gum, mueslis, pain d'épice, céréales crues, aliments réchauffés, petits déjeuners composites, sauces fermentées au soja, eaux adoucies, eaux très minéralisées, graisse de coprah, lait UHT.

PETIT DÉJEUNER

teinté de lait ou non :
infusion *ou* chicorée *ou* malt *ou* Bambu *ou* Caro *ou* Pionnier *ou* cacao non composite
+
pain semi-complet *ou* blanc
+
fromages *ou* œufs *ou* viande froide.

DÉJEUNER ET DÎNER

Crudités variées *ou* salade verte en début de repas
+
légumes verts cuits *ou* pommes de terre *ou* pâtes *ou* riz *ou* autres céréales
+
viande *ou* poisson *ou* œufs
+
fromages OU dessert [flan diététique vanille ou praliné, crème

caramel, tarte aux fruits cuits, semoule au lait, riz au lait, sablés diététiques, une barre de chocolat, sorbet (rarement)]

+

Volvic nature *ou* Mont-Roucous nature

+

préparée avec eau Volvic ou Mont-Roucous si possible : infusion.

A ces repas, éviter :
jus de fruits • fruits • tomates crues ou cuites et sauce • melon • pamplemousse • fruits secs • miel • yaourts • fromage blanc • bananes.

17 H

fruit

+

fromage blanc *ou* autre fromage *ou* 1 œuf.

A ce repas, éviter :
pain • biscottes • fruits secs • miel • bananes • gâteaux • gâteaux secs • sucre.

alimentation individualisée n° 4

Si possible : exiger des aliments ayant une ORIGINE BIOLOGIQUE, c'est-à-dire sans engrais chimiques ni pesticides de synthèse.

Supprimer : tabac, vin, bière, cidre, apéritifs, digestifs, boissons à base de cola, café, café au lait, thé, maté, limonade, sirops, sodas, confitures, potages, conserves du commerce, confiseries du commerce, charcuteries du commerce, bonbons, margarines, chewing-gum, mueslis, pain d'épice, céréales crues, aliments réchauffés, petits déjeuners composites, sauces fermentées au soja, eaux adoucies, eaux très minéralisées, lait UHT, huile de coprah.

PETIT DÉJEUNER

teinté de lait ou non :
infusion *ou* cacao non composite *ou* thé très léger *ou* malt
+
pain blanc
+
un peu de beurre.

DÉJEUNER ET DÎNER

légumes verts cuits *ou* pommes de terre *ou* pâtes *ou* riz *ou* autres céréales
+
viande *ou* poisson *ou* œufs
+
crudités variées *ou* salade verte au milieu du repas
+
fromages OU dessert [flan diététique vanille ou praliné, crème caramel, tarte aux fruits cuits, semoule au lait, riz au lait, sablés diététiques, une barre de chocolat, sorbet (rarement)]
+
Volvic nature *ou* Mont-Roucous nature
+
préparée avec eau Volvic *ou* Mont-Roucous si possible : infusion.

A ces repas, éviter :

jus de fruits • fruits • tomates crues ou cuites et sauce • melon • pamplemousse • fruits secs • miel • yaourts • fromage blanc • bananes.

17 H

50 à 100 g de fruits
+
fromage blanc *ou* autre fromage *ou* un œuf *ou* yaourt non sucré.

A ce repas, éviter :
pain • biscottes • fruits secs • miel • bananes • gâteaux • gâteaux secs • sucre.

alimentation individualisée n° 5

Si possible : exiger des aliments ayant une ORIGINE BIOLOGIQUE, c'est-à-dire sans engrais chimiques ni pesticides de synthèse.

Supprimer : tabac, vin, bière, cidre, apéritifs, digestifs, boissons à base de cola, café, café au lait, thé, maté, limonade, sirops, sodas, confitures, potages, conserves du commerce, confiseries du commerce, charcuteries du commerce, bonbons, margarines, chewing-gum, mueslis, pain d'épice, céréales crues, aliments réchauffés, petits déjeuners composites, sauces fermentées au soja, eaux adoucies, eaux très minéralisées, lait UHT, huile de coprah.

PETIT DÉJEUNER

teinté de lait ou non :
infusion *ou* cacao non composite *ou* thé très léger *ou* malt
+
un peu de beurre.

DÉJEUNER ET DÎNER

légumes verts cuits *ou* pommes de terre *ou* pâtes *ou* riz *ou* autres céréales non complètes

+

viande *ou* poisson *ou* œufs

+

jus de légumes crus (céleri, carottes, pommes de terre, chou, etc.) au milieu du repas

+

fromages OU dessert [flan diététique vanille ou praliné, crème caramel, tarte aux fruits cuits, semoule au lait, riz au lait, sablés diététiques, 1 barre de chocolat, sorbet (rarement)]

+

Volvic nature *ou* Mont-Roucous nature

+

préparée avec eau Volvic ou Mont-Roucous si possible : infusion.

A ce repas, éviter :

jus de fruits • fruits • tomates crues ou cuites et sauce • melon • pamplemousse • fruits secs • miel • yaourts • fromage blanc • bananes.

17 H

50 à 100 g de fruits

+

fromage blanc *ou* autre fromage *ou* 1 œuf *ou* yaourt non sucré.

A ce repas, éviter :

pain • biscottes • fruits secs • miel • bananes • gâteaux • gâteaux secs • sucre.

alimentation individualisée n° 6

Si possible : exiger des aliments non seulement COMPLETS mais ayant une ORIGINE BIOLOGIQUE, c'est-à-dire sans engrais chimiques ni pesticides de synthèse.

Supprimer : tabac, vin, bière, cidre, apéritifs, digestifs, boissons à base de cola, café, café au lait, thé, maté, limonade, sirops, sodas, confitures, potages, conserves du commerce, confiseries du commerce, charcuteries du commerce, bonbons, margarines, chewing-gum, mueslis, pain d'épice, céréales crues, aliments réchauffés, petits déjeuners composites, sauces fermentées au soja, eaux adoucies, eaux très minéralisées, huile de coprah, lait UHT.

PETIT DÉJEUNER

teinté de lait ou non :
infusion *ou* chicorée *ou* malt *ou* Bambu *ou* Caro *ou* Pionnier *ou* cacao non composite
+
pain complet ou semi-complet
+
un peu beurre *ou* graisse végétale non hydrogénée.

DÉJEUNER ET DÎNER

crudités variées *ou* salade verte en début de repas
+
légumes verts cuits *ou* pommes de terre *ou* pâtes *ou* riz *ou* autres céréales
+

œufs *ou* fromage (minimum 2 g/kilo corporel)
+
dessert [flan diététique vanille ou praliné, crème caramel, tarte aux fruits cuits, semoule au lait, riz au lait, sablés diététiques, 1 barre de chocolat, sorbet (rarement)]
+
Volvic nature *ou* Mont-Roucous nature
+
préparée avec eau Volvic *ou* Mont-Roucous si possible : infusion.

A ces repas, éviter :

jus de fruits • fruits • tomates crues ou cuites et sauce • melon • pamplemousse • fruits secs • miel • yaourts • fromage blanc • bananes.

17 H

fruit
+
fromage blanc *ou* autre fromage *ou* 1 œuf *ou* yaourt.

A ce repas, éviter :

pain • biscottes • fruits secs • miel • bananes • gâteaux • gâteaux secs • sucre.

alimentation individualisée n° 7

Si possible : exiger des aliments non seulement COMPLETS mais ayant une ORIGINE BIOLOGIQUE, c'est-à-dire sans engrais chimiques ni pesticides de synthèse.

Supprimer : tabac, vin, bière, cidre, apéritifs, digestifs, boissons à base de cola, café, café au lait, thé, maté, limonade, sirops, sodas, confitures, potages, conserves du commerce, confiseries du commerce, charcuteries du commerce, bonbons, margarines, chewing-gum, mueslis, pain d'épice, céréales crues, aliments réchauffés, petits déjeuners composites, sauces fermentées au soja, eaux adoucies, eaux très minéralisées, lait UHT, huile de coprah.

PETIT DÉJEUNER

teinté de lait ou non :
infusion *ou* chicorée *ou* malt *ou* Bambu *ou* Caro *ou* Pionnier *ou* cacao non composite
+
pain complet *ou* semi-complet
+
fromages *ou* œufs.

DÉJEUNER ET DÎNER

crudités variées *ou* salade verte en début de repas
+
légumes verts cuits *ou* pommes de terre *ou* riz *ou* autres céréales
+
œufs *ou* fromage (minimum 2 g/kilo corporel)
+
dessert [flan diététique vanille ou praliné, crème caramel, tarte aux fruits cuits, semoule au lait, riz au lait, sablés diététiques, 1 barre de chocolat, sorbet (rarement)]
+
Volvic nature *ou* Mont-Roucous nature
+
préparée avec eau Volvic *ou* Mont-Roucous si possible : infusion.

A ces repas, éviter :
jus de fruits • fruits • tomates crues ou cuites et sauce • melon • pamplemousse • fruits secs • miel • yaourts • fromage blanc • bananes.

17 H

fruit
+
fromage blanc *ou* autre fromage *ou* 1 œuf *ou* yaourt non sucré.

> **A ce repas, éviter :**
> pain • biscottes • fruits secs • miel • bananes • gâteaux • gâteaux secs • sucre.

alimentation individualisée n° 8

Si possible : exiger des aliments ayant une ORIGINE BIOLOGIQUE, c'est-à-dire sans engrais chimiques ni pesticides de synthèse.

Supprimer : tabac, vin, bière, cidre, apéritifs, digestifs, boissons à base de cola, café, café au lait, thé, maté, limonade, sirops, sodas, confitures, potages, conserves du commerce, confiseries du commerce, charcuteries du commerce, bonbons, margarines, chewing-gum, mueslis, pain d'épice, céréales crues, aliments réchauffés, petits déjeuners composites, sauces fermentées au soja, eaux adoucies, eaux très minéralisées, lait UHT, huile de coprah.

PETIT DÉJEUNER

teinté de lait ou non :
infusion *ou* cacao non composite *ou* malt *ou* thé très léger
+
pain blanc
+
un peu beurre *ou* graisse végétale non hydrogénée.

DÉJEUNER ET DÎNER

légumes verts cuits *ou* pommes de terre *ou* pâtes *ou* riz *ou* autres céréales (non complètes)

+

crudités variées *ou* salade verte au milieu du repas

+

œufs *ou* fromage (minimum 2 g/kilo corporel)

+

dessert [flan diététique vanille ou praliné, crème caramel, tarte aux fruits cuits, semoule au lait, riz au lait, sablés diététiques, 1 barre de chocolat, sorbet (rarement)]

+

Volvic nature *ou* Mont-Roucous nature

+

préparée avec eau Volvic *ou* Mont-Roucous si possible : infusion.

A ces repas, éviter :

jus de fruits • fruits • tomates crues ou cuites et sauce • melon • pamplemousse • fruits secs • miel • yaourts • fromage blanc • bananes.

17 H

50 à 100 g fruit

+

fromage blanc, *ou* autre fromage *ou* 1 œuf *ou* yaourt non sucré.

A ce repas, éviter :

pain • biscottes • fruits secs • miel • bananes • gâteaux • gâteaux secs • sucre.

alimentation individualisée n° 9

Si possible : exiger des aliments ayant une ORIGINE BIOLOGIQUE, c'est-à-dire sans engrais chimiques ni pesticides de synthèse.

Supprimer : tabac, vin, bière, cidre, apéritifs, digestifs, boissons à base de cola, café, café au lait, thé, maté, limonade, sirops, sodas, confitures, potages, conserves du commerce, confiseries du commerce, charcuteries du commerce, bonbons, margarines, chewing-gum, mueslis, pain d'épice, céréales crues, aliments réchauffés, petits déjeuners composites, sauces fermentées au soja, eaux adoucies, eaux très minéralisées, lait UHT, huile de coprah.

PETIT DÉJEUNER

teinté de lait ou non :
infusion *ou* cacao non composite *ou* thé très léger *ou* malt
+
pain blanc
+
un peu beurre *ou* graisse végétale non hydrogénée.

DÉJEUNER ET DÎNER

légumes verts cuits *ou* pommes de terre *ou* pâtes *ou* riz *ou* autres céréales non complètes
+
œufs *ou* fromage (minimum 2 g/kilo corporel)
+
jus de légumes crus (céleri, carottes, pommes de terre, chou, etc.) au milieu *du repas*
+

fromage OU dessert [flan diététique vanille ou praliné, crème caramel, tarte aux fruits cuits, semoule au lait, riz au lait, sablés diététiques, 1 barre de chocolat, sorbet (rarement)]

+

Volvic nature *ou* Mont-Roucous nature

+

préparée avec eau Volvic *ou* Mont-Roucous si possible : infusion.

> **A ces repas, éviter :**
> jus de fruits • fruits • tomates crues ou cuites et sauce • melon • pamplemousse • fruits secs • miel • yaourts • fromage blanc • bananes.

17 H

50 à 100 g fruit

+

fromage blanc *ou* autre fromage *ou* 1 œuf *ou* yaourt.

> **A ce repas, éviter :**
> pain • biscottes • fruits secs • miel • bananes • gâteaux • gâteaux secs • sucre.

alimentation individualisée n° 10

Si possible : exiger des aliments non seulement COMPLETS mais ayant une ORIGINE BIOLOGIQUE, c'est-à-dire sans engrais chimiques ni pesticides de synthèse.

Supprimer : tabac, vin, bière, cidre, apéritifs, digestifs, boissons à base de cola, café, café au lait, thé, maté, limonade, sirops, sodas, confitures, potages, conserves du commerce, confiseries du commerce, charcuteries du commerce, bonbons, margarines, chewing-gum, mueslis, pain d'épice, céréales crues, aliments réchauffés, petits déjeuners composites, sauces fermentées au soja, eaux adoucies, eaux très minéralisées, lait UHT, huile de coprah.

PETIT DÉJEUNER

teinté de lait ou non :
infusion *ou* chicorée *ou* malt *ou* Bambu *ou* Caro *ou* Pionnier *ou* cacao non composite
+
fromages *ou* œufs *ou* viande froide *ou* jambon à l'os.

DÉJEUNER ET DÎNER

crudités variées *ou* salade verte en début de repas
+
légumes verts cuits
+
viande *ou* poisson *ou* œufs
+
un peu de fromage OU un peu de dessert [flan diététique vanille ou praliné, crème caramel, tarte aux fruits cuits, semoule au lait, riz au lait, sablés diététiques, 1 barre de chocolat, sorbet]
+
Volvic nature *ou* Mont-Roucous nature
+
préparée avec eau Volvic *ou* Mont-Roucous si possible : infusion.

A ces repas, éviter :

jus de fruits • fruits • tomates crues ou cuites et sauce • melon • pamplemousse • fruits secs • miel • yaourts • fromage blanc • bananes.

17 H

fruit
+
fromage blanc *ou* autre fromage *ou* 1 œuf *ou* yaourt non sucré.

A ce repas, éviter :
pain • biscottes • fruits secs • miel • bananes • gâteaux • gâteaux secs • sucre.

Les repas du *matin, de midi et du soir* seront accompagnés d'un peu de pain à 35-50 % de GLUTENS. Limiter l'huile sur les crudités.

la multi-diététique

questions — réponses

A la lecture de cet ouvrage, une question s'impose : s'agit-il encore d'une version de la diététique ?

Tant de publications traitent de ce sujet que le public doit choisir une formule : celle qui correspond le plus à ses goûts, habitudes, objectifs, tout en sachant qu'il existe peut-être une autre diététique, plus conforme à son individualité.

Effectivement, chaque nouveau régime importé d'outre-Atlantique, chaque modèle nutritionnel recommandé par un éminent universitaire, chaque mode diététique orientale, connaissent leurs adeptes jusqu'à l'arrivée d'un autre régime, d'une autre diététique encore plus scientifiques, encore plus adaptés, encore plus nouveaux.

Ainsi on impose, on affirme, on projette sans fin dans le domaine diététique.

DIÉTÉTIQUE, rappelons-le, signifie étymologiquement « genre de vie », impliquant la notion de programmation de la santé individuelle.

Par la sélection d'un mode de vie incluant une alimentation, une activité physique, un comportement intellectuel, social, psychologique adaptés, *l'individu choisit SA diététique.*

Nous sommes en droit d'appeler DIÉTÉTIQUE la méthode nutritionnelle qui procure la guérison et qui forme la structure de cet ouvrage.

100 « reportages » de consultations sur les diverses maladies infantiles chroniques, traitées par le réglage alimentaire, témoignent en effet de l'influence de la diététique sur la santé.

Si la pierre d'édifice de ce livre est la diététique, celle-ci doit-elle s'appliquer à l'échelle universelle ou uniquement aux enfants malades venus consulter Robert Masson ?

C'est la question qu'est en droit de se poser le lecteur.

face-à-face

1. *Vos ouvrages traitent essentiellement de la diététique ; que signifie ce terme exactement ?*

La diététique est avant tout un mode de vie, comme le signifie son étymologie.

La diététique inclut ainsi le mode nutritionnel, le degré d'activité physique, le comportement psychologique.

La diététique, dans sa version moderne, se définit par l'usage rationnel de l'alimentation en fonction des exigences physiologiques.

2. *Il s'agit de la MULTI-DIÉTÉTIQUE dans vos livres ; pourquoi différentes versions circulent-elles sur ce sujet ?*

Il est vrai que l'on assiste aujourd'hui à une divulgation intense de la diététique sous forme de publications, rubriques spécialisées des media.

Mais si le développement de la diététique diffère dans sa forme, le fond reste toujours identique ; c'est-à-dire que tous les ouvrages, articles consacrés à ce sujet visent unanimement à RAISONNER l'alimentation, à établir un discernement sur le plan nutritionnel entre ce qui est consommé machinalement et ce qui convient.

La MULTI-DIETÉTIQUE revient à exposer au public mon expérience des guérisons obtenues grâce à une réforme alimentaire. La diététique que je développe dans ce livre a pour objectif de faire prendre conscience au lecteur de l'influence de l'alimentation dans la genèse des maladies.

L'on pourrait définir la MULTI-DIÉTÉTIQUE comme la synthèse de tous les courants actuels et traditionnels, respectant la notion d'équilibre nutritionnel de la diététique classique et incluant les critères de provenance biologique de la nourriture, la notion l'incompatibilité associative de certains aliments propres à la diététique d'inspiration naturelle auxquelles il faut ajouter mon approche de l'individualisation diététique en fonction de divers paramètres :

HÉRÉDITÉ, CLIMAT, SAISON, TRAVAIL, MORPHOLOGIE, POIDS, VITALITÉ, RÉSISTANCE AU FROID ET À L'EFFORT, etc.

3. *Estimez-vous la MULTI-DIÉTÉTIQUE plus adaptée, plus juste que la diététique classique ? En quoi vous distinguez-vous d'elle ?*

Si l'on prend en considération plusieurs facteurs d'égale importance tels que l'équilibre nutritionnel, l'origine biologique des aliments, l'adaptation nutritionnelle selon le contexte individuel, social, professionnel, psychologique... pour traiter du sujet fort complexe de la diététique, il est certain que l'on s'approche d'une véritable diététique.

Je ne prétends aucunement distribuer la vérité nutritionnelle au travers de mes ouvrages, mais apporter des éléments au puzzle de la diététique.

Ma particularité est de réunir les paramètres individuels et extérieurs dans l'objectif d'établir une diététique adaptée.

4. *Vous, autodidacte en la matière, prétendez connaître, pratiquer la diététique plus véritablement que les spécialistes, les officiels ?*

J'estime effectivement qu'il est de mon devoir de continuer à faire connaître au public la corrélation entre le mode alimentaire et la maladie, l'aptitude de chacun à éviter, à prévenir les maladies grâce à une alimentation correcte, cela au moyen d'ouvrages, conférences, articles, cours.

Il existe à ce sujet un réflexe fabriqué typiquement français, d'adhérer intégralement aux affirmations d'Untel parce qu'il est cousu de titres, certificats, diplômes, prix.

Vous savez qu'en France l'on voue un culte particulier au diplôme.

Ce qui ne veut toutefois pas dire qu'il faut dénigrer la pensée, l'exposé d'un officiel parce qu'il est titré.

Je voudrais tout simplement démontrer au public qu'un autodidacte, en quelque domaine que ce soit, est en droit d'exposer, faire connaître ses recherches, sans s'attirer les foudres de l'officialité du fait qu'il échappe aux normes de classification.

Personnellement, je m'impose dans le domaine diététique par l'impact retentissant de mes formules nutritionnelles dans la prévention et la guérison des maladies.

C'est le public qui est le meilleur juge et qui peut apprécier l'efficacité de la MULTI-DIÉTÉTIQUE.

Seule ma compétence entre en jeu.

5. *Pouvez-vous indiquer les lignes générales de la MULTI-DIÉTÉTIQUE ?*

Résumer la MULTI-DIÉTÉTIQUE que j'ai mise au point est simple :

— équilibre nutritionnel à chacun des deux principaux repas (déjeuner/dîner) par la triade crudités + protéines animales + farineux ou féculent ;
— mesure alimentaire ;
— éviter les inhibiteurs de digestion, les aliments surindigestes, la surcharge alimentaire ;
— éviter les boissons stimulantes (thé, café, cacao, maté, alcool, cola), le tabac ;
— origine biologique des aliments ;
— individualisation.

6. *Quelle est l'origine de votre intérêt, votre passion pour la diététique ?*

Ma vocation pour la diététique remonte à l'adolescence où, condamné par la médecine officielle, je me suis moi-même guéri d'une affection cardiaque grave.

Comment en suis-je venu à pratiquer une diététique salvatrice en rectifiant mes erreurs alimentaires : poignées de sucre dans les poches, consommation massive de cacao ?

Je pense que l'intuition, l'observation m'ont guidé.

Toujours est-il que la diététique m'a efficacement guéri, puisque la médecine officielle ne me donnait pas jusqu'à dix-huit ans à vivre.

J'ai pris alors conscience des répercussions alimentaires sur l'apparition et l'évolution pathologiques ; j'ai observé, comparé, cherché, compilé et aujourd'hui acquis une certaine expérience en diététique.

7. *Selon vous, toutes les maladies auraient une origine alimentaire ?*

Je cherche à faire prendre conscience au public de l'importance fondamentale de l'alimentation sur la santé, à montrer que toutes les maladies sans exception peuvent être combattues, ou mieux guéries, par une réforme nutritionnelle.

C'est dire que chacun doit raisonner son alimentation pour entretenir son état de santé ou parvenir à la guérison.

Je m'élève contre le fait de s'alimenter « robotiquement », selon le dernier régime à la mode, la publicité ; en bref, je suis contre l'alimentation standardisée.

7. *Après la lecture de ce livre et de vos précédents ouvrages, on pourrait conclure que l'homme est avant tout un « être digérant » plus qu'un « être pensant » ; tout se résumerait aux problèmes de digestion, assimilation, élimination ?*

S'il est exact que si pour commencer à penser, il faut « avoir le ventre plein », la pléthore alimentaire ou une nutrition incorrecte nuit à l'élaboration d'une pensée fluide et équilibrée.

En somme, « je prends le mal à sa racine » ; rétablir un métabolisme correct en corrigeant les erreurs alimentaires aboutit à une meilleure nutrition du cerveau.

Harmoniser les fonctions digestives grâce à une diététique adaptée permet une répartition heureuse de l'énergie nerveuse ; l'organisme, n'étant plus sollicité par une digestion laborieuse, accorde un potentiel supérieur d'énergie nerveuse aux fonctions cérébrales.

En quelque sorte, l'homme pour penser, raisonner, réfléchir, imaginer, s'adapter au contexte ambiant, doit pratiquer une diététique adaptée.

Quant à votre deuxième interrogation-constatation il est vrai que l'homme doit superviser son métabolisme afin de connaître une santé maximale, éviter les maladies.

Vous ne pourrez qu'approuver le fait qu'un homme fatigué ou atteint de maux chroniques ou aigus, souffrant de carences minérales, vitaminiques, etc., ou en passe d'infarctus, ne peut être disponible pour vivre pleinement.

Nous parvenons à la conclusion, à l'évidence plutôt, que l'homme en bonne santé, heureux, est tributaire de son fonctionnement organique, lui-même dépendant du mode nutritionnel.

8. *Imaginez que toute l'humanité applique les principes de la* MULTI-DIÉTÉTIQUE *: serait-ce une hygiène de vie ? s'agirait-il d'un rituel de la diététique ?*

Avant que tout le monde s'inspire de la MULTI-DIÉTÉTIQUE, il faudrait une prise de conscience générale, les hommes comprenant qu'ils gèrent eux-mêmes leur capital-santé, qu'ils sont en grande partie responsables de leurs maladies, faute d'une nutrition correcte.

C'est une démarche individuelle qui conduit à restructurer son alimentation ; en aucune manière on ne peut imposer des diktats diététiques.

C'est à chacun d'être suffisamment perspicace sur le bénéfice à retirer d'une diététique appropriée.

Dès l'instant où l'on est conscient, responsable, gestionnaire de soi, il n'existe aucun réflexe machinal, aucun automatisme, donc pas de rituel.

Oui, la MULTI-DIÉTÉTIQUE peut transformer l'existence de chacun et de l'humanité par conséquent, dans la mesure où l'on ne voit plus dans la seule fatalité l'origine des maladies.

Mais cela exige de la part de chacun un effort, une ligne de conduite ; on choisit le plus souvent la facilité, la dépendance : on s'en remet aux médicaments, au déterminisme héréditaire, etc.

9. *Comment pouvez-vous prétendre appliquer une diététique individualisée aux lecteurs de cet ouvrage, alors que l'individualité, par définition, exclut tout encadrement ?*

La MULTI-DIÉTÉTIQUE implique évidemment des paramètres strictement individuels pour son élaboration. Mais il est aussi évident qu'un livre ne peut envisager le cas de chaque lecteur, aussi sont mentionnées les dix principales orientations diététiques de la MULTI-DIÉTÉTIQUE ; son mode d'emploi est simple : adopter celle qui se rapproche le plus de son individualité.

10. *Par quelle catégorie d'individus la MULTI-DIÉTÉTIQUE est-elle à prendre en considération ?*

La MULTI-DIÉTÉTIQUE indique un mode nutritionnel adapté à chacun, selon différents paramètres.

La MULTI-DIÉTÉTIQUE que j'ai mise au point avec mon expérience, mes recherches, n'est pas une nutrition standardisée ; seuls les critères individuels constituent la MULTI-DIÉTÉTIQUE qui est le « sur-mesure nutritionnel » de chacun.

11. *La MULTI-DIÉTÉTIQUE est-elle applicable à l'étranger (outre-Atlantique, Chine, Orient, ...) ?*

Que l'on soit originaire de Sidney ou que l'on réside à Francfort ou que l'on voyage entre Paris et New York, chacun doit s'alimenter correctement pour posséder un métabolisme correct et éviter les maladies, le vieillissement accéléré.

Chacun a besoin de la MULTI-DIÉTÉTIQUE, c'est dire sa dimension, sa polyvalence.

12. *Donnez-vous une dimension à la MULTI-DIÉTÉTIQUE ?*

La MULTI-DIÉTÉTIQUE n'existe que par ses objectifs : adapter une nutrition individualisée à chacun. Ce concept au service de l'homme fait son envergure.

les stimulants

1. *Que définissez-vous par boissons stimulantes ?*

Le café noir du matin, le thé de 17 h, le chocolat des enfants, l'alcool qui incite à la convivialité, les boissons à base de cola des quinze ans, sans omettre la banale cigarette, contiennent des pourcentages énormes d'éléments toxiques : goudrons, alcaloïdes toxiques, etc., qui lèsent la cellule et le système nerveux moteur.

Bref, c'est un attentat à l'intégrité organique que d'utiliser les boissons stimulantes et le tabac.

2. *Pourquoi cette virulence de votre part envers les boissons stimulantes ?*

Je crois que vous qualifiez de virulent mon « jugement » sur les boissons stimulantes parce que ces boissons apparemment si anodines, inoffensives, banalisées, ne semblent pas nuire.

Si je mettais en garde contre une évidence aujourd'hui admise, tel l'excès de corps gras dans l'alimentation, vous ne me taxeriez pas de virulence.

Mais à l'heure actuelle, où les stimulants font partie des mœurs, il est « dérangeant » de faire état de leur toxicité pour l'organisme. Déjà des travaux mettent en évidence les dangers qu'elles présentent.

Dans un proche avenir d'autres scientifiques feront « découvrir » au public les inconvénients des boissons stimulantes.

3. *Que faites-vous des traditions, de l'habitude, du caractère sociable des boissons stimulantes ?*

Il est évidemment difficile d'aller à l'encontre des habitudes, des traditions, en matière de boissons stimulantes qui, de plus, incitent à la convivialite.

Ce serait une vaste entreprise que de réformer ces automatismes des consommateurs.

On constate néanmoins avec surprise que la jeune génération prend conscience de l'intérêt d'un mode nutritionnel sain excluant les toxiques ; ainsi dans les restaurants voit-on de plus en plus souvent des hommes d'affaires jeunes commander de l'eau minérale et uniquement de l'eau pour boisson ; de jeunes sportifs, des adolescents étonnant leur entourage parce qu'ils ne fument ni ne boivent, rompant les habitudes.

C'est un courant mineur aujourd'hui, mais qui va s'amplifier dans les années à venir.

Toutefois, je ne suis pas pour la cessation brutale des stimulants ; une phase de transition est nécessaire ; il faut éviter l'impression de privation suite à l'arrêt des stimulants : c'est délibérément, après comparaison des avantages et inconvénients des stimulants, que l'homme est en mesure de ne plus les utiliser.

L'expérience montre qu'il est préférable de réduire la consommation de stimulants que de les supprimer ; l'observation prouve, en effet, que l'on a tendance à substituer un autre stimulant au premier lorsque l'on décide de rompre l'usage du stimulant habituel. Il faut donc conserver le stimulant mais réduire son utilisation. Par exemple, une personne qui consomme huit à dix cafés par jour se trouvera bien de réduire jusqu'à deux cafés quotidiens : un café après chaque repas ; bannir l'usage du café dans ce cas équivaudrait en effet à un grave déséquilibre nerveux et des troubles psychosomatiques.

4. *Vous inspirez-vous des textes sacrés qui prônent l'abstention de certains stimulants (alcool, tabac) ?*

Je ne connais pas les textes sacrés, religieux, d'une manière approfondie, mais ils préconisent tous de ramener l'homme à une hygiène de vie correcte, exempte d'artifices alimentaires, d'où la proscription de l'alcool et du tabac, entre autres toxiques.

5. *Comment expliquez-vous que certains pays, ethnies, basent leur alimentation sur l'usage des stimulants ?*

Certaines contrées, certains pays ont recours aux stimulants (feuilles de cola, thé...) non pas en tant que « luxe de civilisation » comme dans les pays occidentaux, mais pour tromper leur faim obsédante et effacer artificiellement leur épuisement.

Il faut signaler que ces êtres en état de dénutrition et intoxication ont une vie très écourtée.

D'autres pays où la faim n'est pas un fléau regorgent par contre de plantations de tabac, café, thé, cacao dont la population fait large usage.

La toxicité des stimulants est toujours effective, mais relativisée, du fait que les stimulants nés sur le terroir présentent une « résonance » avec la population.

Dans ce contexte, et sur un peuple ne souffrant pas de malnutrition, la toxicité des stimulants est moindre.

6. *N'estimez-vous pas que ce serait anéantir l'identité d'un peuple que de supprimer l'usage des boissons stimulantes ? Considérant l'environnement traditionnel, social, peut-on supposer un instant l'abolition de l'emploi des stimulants ?*

Si une nation en venait à bannir l'usage des stimulants, ce ne serait pas dans le but d'une privation, mais par lucidité quant à leur toxicité, chacun estimant qu'il est « rentable » à moyen ou long terme de se dispenser du caractère agréable des stimulants.

Par ailleurs, « perdre » un stimulant n'est pas une frustration, un manque, mais un renoncement consenti pour l'acquisition d'une meilleure santé, le maintien de la jeunesse, une démarche personnelle vers une plus grande vitalité.

Je vous précise, toutefois, que je n'envisage aucun décret stipulant l'interdiction des boissons stimulantes, du tabac ; non, chacun peut essayer d'être conscient de leurs effets destructeurs à long terme.

Conserver l'usage des stimulants est la meilleure solution si cette consommation est faite judicieusement, avec discernement et modération.

7. *Conseillez-vous de préférence une transition pour l'arrêt des stimulants ?*
Votre livre ne le fait pas apparaître ; à chaque cas exposé,

vous conseillez la suppression radicale du ou des stimulants utilisés ?

Oui, ainsi que je l'ai expliqué dans une réponse précédente, il faut réduire la consommation des stimulants (thé, café, cola, tabac, maté, chocolat, alcool), mais ne jamais les supprimer radicalement, *s'il y a risque de perturbations psychologiques.*

Il est certain que, dans le cadre de l'hygiène de vie et de la prévention des maladies, l'homme se montre moins motivé pour réduire les boissons stimulantes qu'en cas de maladie où l'on est prêt à de nombreuses concessions pour guérir.

Les cas d'enfants malades exposés dans ce livre relatent cette observation : l'extrême volonté de guérir chez l'enfant, comme de la part des parents, autorise l'arrêt des stimulants sans impression de « privation ».

notions de terrain

1. *Vous expliquez dans votre livre que toutes les maladies ont une origine alimentaire; pourquoi alors à intoxination ou intoxication égale, des maladies différentes ?*

Il faut d'abord savoir que la maladie, quel que soit son nom, est une expression de la force vitale individuelle visant à l'épuration toxinique, toxique du milieu cellulaire.

J'ai expliqué dans ce livre et les précédents qu'une alimentation incorrecte occasionne des troubles digestifs, des fermentations-putréfactions à l'origine des diverses maladies.

Pourquoi les individus développent-ils des maladies différentes à partir d'une même cause, l'INDIGESTION-INTOXINATION ?

Tout simplement parce que entre en compte la notion de TERRAIN, réceptivité, dispositions individuelles à l'éclosion d'un type de maladies déterminé.

Diverses techniques identifient le TERRAIN individuel, entre autres l'iridologie, l'homéopathie (constitutions, diathèses homéopathiques).

Pour exemple :

L'examen irien révèle chez une personne un TERRAIN infectieux, les paramètres homéopathes assignent une constitution phosphorique et une diathèse tuberculinique.

Ces diverses méthodes de dépistage du TERRAIN individuel convergent dans leur déclaration : cette personne développera des allergies respiratoires si son mode nutritionnel est incorrect.

D'où l'avantage de se référer à la MULTI-DIÉTÉTIQUE pour éviter et guérir les différents types d'affections chroniques.

2. *Employez-vous un terme imagé lorsque vous faites allusion à un « égout » en parlant d'un tube digestif soumis à des fermentations et putréfactions excessives ?*

Le terme « égout » employé pour illustrer l'état du tube digestif soumis à des fermentations-putréfactions n'est pas excessif ; c'est une image qui peut déplaire, surprendre, mais qui correspond à la réalité.

les tomates

1. *Vous condamnez radicalement l'usage des tomates aux repas ; pourquoi ? Avez-vous une hostilité particulière envers ce fruit ?*

Les tomates sont banalisées dans notre alimentation quotidienne ; rare un repas chez soi ou à l'extérieur où ne figure pas la tomate sous diverses présentations (sauce, accompagnement, salade, sandwiches, crudités...).

J'insiste sur la nécessité de sa suppression aux repas car la tomate est un fruit, ce que beaucoup ignorent. Or tout fruit en général et la tomate en particulier, si elle est prise à un repas exigeant une longue digestion (repas comprenant des farineux ou des féculents), va rester dans l'estomac plusieurs heures.

Là, dans ce milieu tiède et humide ne subissant aucune digestion, elle va *entrer très vite en fermentation et entraîner ainsi la fermentation du bol alimentaire, d'où pesanteurs, flatulences, indigestion.*

Ces ennuis n'existent pas lorsque le repas est de digestion rapide, c'est-à-dire à prédominance d'aliments protéiques d'origine animale.

2. *Pourtant, bien des peuples des régions très ensoleillées utilisent ancestralement les tomates et les inconvénients signalés par vous ne semblent pas connus ?*

Il y a *plusieurs raisons à cela :*

a) **L'alimentation** dans ces pays généralement plus pauvres est **souvent frugale,** ce qui explique que, même si l'alimentation est incorrecte, il y a moins de perturbations digestives.

b) Généralement *dans ces pays,* la *vie* y est *plus simple ; moins de stress,* le cortex moins sollicité monopolise peu l'énergie vitale ; devenant ainsi plus disponible, la digestion est de ce fait beaucoup plus « puissante ».

c) Sur le plan du métabolisme général, il y a une forte demande d'acides organiques (citriques, maliques, tartriques, etc.) lorsque *l'on vit sous un climat ensoleillé* — la tomate est un fruit originaire d'Amérique latine ; ce n'est pas sans raison que, plus le climat est chaud, plus il y a d'arbres fruitiers et que plus le climat est froid, moins il y en a.

d) Il y a enfin *l'habitude ancestrale* qui a probablement développé certaines modifications digestives diminuant la nuisance du repas tomates + amylacés.

3. *Vous recommandez de consommer la tomate à 17 h « nature » ou avec un œuf ou du fromage blanc; vous bouleversez ainsi les habitudes?*

Oui, c'est vrai, mais peut-être n'avez-vous pas dégusté une belle tomate très mûre « nature » ; je vous conseille d'essayer et vous connaîtrez la merveilleuse saveur de la tomate, par la suite, vous la préférerez peut-être « nature et seule ».

Quant à préparer à 17 h une salade de tomates avec un œuf coque ou une tomate avec du fromage blanc, cela demande moins de cinq minutes...

4. *Fuir toutes les spécialités comportant de la tomate ou sauce tomate?*
Plus de pâtes italiennes, couscous, condiments?
Cette mesure est-elle compatible avec l'environnement social, traditionnel?

Non, je ne suis pas un « révolutionnaire » de la gastronomie, mais un « modéré » quant à l'utilisation des tomates dans l'art culinaire ; consommer des spécialités à base de tomates n'est pas un « attentat » à la santé, *si cette consommation est peu fréquente.*

Mais j'insiste sur ce point : **utilisation très modérée des tomates et spécialités à base de ce fruit** si le repas comprend des féculents ou des farineux, particulièrement *si* l'on est *sujet aux troubles digestifs et infections de toute nature.*

les enfants qui déjeunent à la cantine

1. *Comment la* MULTI-DIÉTÉTIQUE *peut-elle être appliquée par les enfants qui déjeunent à la cantine, qui se trouvent en colonies de vacances, sorties scolaires?*

La MULTI-DIÉTÉTIQUE a pour principe d'adapter l'alimentation au contexte social, professionnel, familial, entre autres paramètres.

Dans le cas des *enfants qui s'alimentent à l'extérieur,* ils *peuvent appliquer* les *mesures diététiques essentielles :* ne boire que de l'**eau pure à table** sans toucher aux sirops, sodas, limonade, ne **pas manger de fruits, yaourts en dessert,** choisir des **crudités au lieu de charcuteries.**

Avec ces quelques mesures, les enfants évitent la majorité des maladies s'ils ne font que le repas de midi à la cantine.

Pour les *enfants en colonies de vacances,* il faudrait expliquer aux responsables la nuisance de la surcharge glucidique du goûter et la **nécessité du goûter composé de : fruits + aliment protéique.**

Il faudrait également expliquer la nuisance des sirops, sodas, limonade, etc.

En une heure d'entretien avec les responsables : économes, mairies..., ces mesures pourraient être réalisées.

Peut-être y a-t-il des directeurs de colonies de vacances qui seraient ravis de n'avoir plus d'otites, rhinites, rhumes, sinusite, appendicite, diarrhée, troubles digestifs, crises d'asthme, etc., dans leur colonie de vacances.

2. *Que pensez-vous de la distribution de lait aux enfants des écoles maternelles ?*

Magnifique pour enfants végétaliens, surcharge alimentaire pour les autres enfants.

3. *L'enfant doit-il prendre un goûter à la récréation du matin ?*

Si un enfant de 20 kg mangeait dans sa journée le tiers, quantitativement et qualitativement, de ce que mange un individu de 60 kg, il serait — étant donné les besoins de croissance — nécessaire de faire plus de repas qu'un adulte.

En réalité, il n'en est rien car un enfant NE MANGE PAS PROPORTIONNELLEMENT À SON POIDS ; IL MANGE SOUVENT DEUX À TROIS FOIS PLUS,

c'est-à-dire qu'un enfant de 20-30 kg va souvent manger autant qu'un adulte de 60 kg.

Si l'on multiplie la fréquence des « entre-repas », il y a disparition de la faim aux repas essentiels de matin-midi-soir.

L' « entre-repas » étant souvent du pain, du chocolat, des confitures, il y aura *surcharge glucidique.*

Les repas du matin, de midi et du soir étant équilibrés et contenant des protéines, un appétit diminué par trop « d'entre-repas » va créer *de relatives carences protéiques.*

Si l'enfant a pris l'habitude d'un goûter à la récréation du matin, on lui donnera quelques noisettes ou quelques amandes.

4. *Le goûter de l'après-midi des enfants, de quoi doit-il se composer?*

fruit

+

un aliment protéique { *fromage blanc non sucré* / *ou* yaourt non sucré / *ou* œuf coque }

On évitera à ce repas du goûter le pain, les biscuits, les confitures, les biscottes, car cela constituerait la quatrième source glucidique génératrice de la plupart des maladies infantiles ainsi que je m'en suis expliqué dans ce livre.

5. *Les enfants et les bonbons?*

C'est une *habitude criminelle* que donner des bonbons aux enfants; les parents, grands-parents sont coupables et inconscients de s'adonner à une telle pratique.

Sous prétexte que la couleur est attrayante, que la forme des friandises rappelle un personnage de bandes dessinées ou un animal familier, qu'il n'en coûte que quelques menues pièces de monnaie, que l'enfant trépigne, réclame des bonbons, on cède stupidement à ce caprice.

Les *bonbons* sont *responsables* de caries dentaires, *décalcification,* empoisonnent par les arômes et colorants de synthèse, ils inhibent la digestion et provoquent de ce fait *rhumes, bronchites, otite, rhinite à l'état chronique.* Enfin, inhibant l'appétit, ils induisent « *chétivité* » *et retard de croissance.*

6. *Que pensez-vous des jus de fruits lyophilisés dont sont très amateurs les enfants ?*

Les *seuls* jus de fruits *intéressants* sont les *jus de fruits fraîchement pressés.*

A toute époque de l'année, il est possible d'avoir un jus de fruits frais, toujours préférable à un jus ayant subi une transformation, lyophilisation, mise en bouteille, « sucrage », adjonctions diverses, etc.

Se rappeler toutefois que le jus de fruits ne remplace pas le fruit car « tout ne passe pas dans le jus » ; en particulier il y a perte de fibres et de certains éléments minéraux.

7. *Les enfants aiment beaucoup les sodas, limonade ; ces boissons présentent-elles des inconvénients pour la santé des enfants ?*

Ces boissons, par leurs gaz et leur saccharose industriel, sont de puissants inhibiteurs de digestion, générant les flatulences, l'indigestion et, partant, toutes les infections chroniques de l'enfance.

Ils « bloquent » l'appétit et sont responsables du retard de croissance.

8. *Et les sirops ?*

Qu'ils soient « maison », « diététiques » ou achetés en épicerie, les sirops sont un crime contre l'enfance.

Ce sont *les plus puissants inhibiteurs de digestion que l'on puisse donner à un enfant.*

En supprimant l'appétit, les sirops génèrent à la chaîne les *débilités physiques* et le *rachitisme larvé.*

En freinant à l'extrême la digestion, ils sont responsables d'aérophagie, aérocolie, gastrite, entérite, colite, coliques, colibacillose, rhumes, bronchites, rhinites, sinusite, otites, dermatoses, etc.

Un *crime contre l'enfance,* le mot n'est pas usurpé...

9. *Les boissons à base de cola, flambeau des teenagers ?*

Ce type de boissons est en fait une véritable institution de l'adolescence ainsi qu'un véritable moteur économique pour la nation qui les produit.

Par media interposés, par propagande cinématographique, télévisée, radiophonique, les boissons à base de cola sont le point de ralliement des jeunes et de ceux qui se veulent comme tels, du moins a-t-on réussi à instaurer cette image dans les esprits.

Si l'on tient particulièrement à ces boissons, il faudra les prendre entre les repas pour ne pas trop gêner la digestion.

Mais nous conseillons l'extrême prudence dans la consommation du fait de leur teneur en caféine.

10. *Les fastfoods, quartier général des jeunes ?*

Du point de vue équilibre nutritionnel, on ne peut rien reprocher à l'alimentation servie dans ces lieux de restauration ; on y trouve la triade crudité-protéine-amylacé.

La feuille de salade, bien qu'elle représente un minime apport vitaminique et cellulosique, fait office de crudité.

Quant à la sélection des matières premières, c'est au consommateur d'être interrogatif.

Je conseille de se limiter au « plat de résistance » si la teneur en ersatz des « desserts » de fastfoods effraie le consommateur.

Table

La composition de ce livre
a été effectuée par Bussière à Saint-Amand,
l'impression et le brochage ont été effectués
sur presse CAMERON
dans les ateliers de la S.E.P.C. à Saint-Amand-Montrond (Cher)
pour les éditions Albin Michel

AM

Achevé d'imprimer en février 1988.
N° d'édition : 10208. N° d'impression : 296.
Dépôt légal : février 1988.

Imprimé en France